성장 혁명

호르몬 주사 없이 키 크는 과학적 방법

호르몬 주사 없이 키 크는 과학적 방법

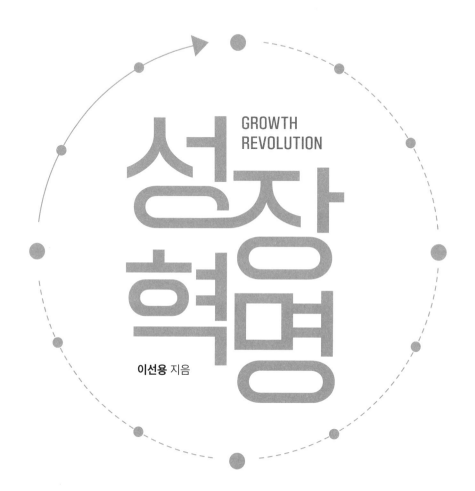

GROWTH
REVOLUTION

성장혁명

이선용 지음

BOOK∧ER

언제까지 키를
유전에만 맡길 것인가?

저에게는 3명의 아들이 있습니다. 아들만 셋이다 보니 조용한 날이 없습니다. 매일 형제 사이의 전쟁이 일상화되어 있다고나 할까요. 어느 날 둘째와 셋째랑 같이 엘리베이터를 타는데, 둘의 키 차이가 얼마 안난다는 걸 발견했습니다. 제 키가 184cm이고, 고등학교 1학년인 첫째도 190cm로, 반에서 항상 큰 편에 속했기 때문에 둘째와 셋째도 당연히 클 거라고 생각하면서 신경을 쓰지 않고 있었죠. 하지만 세상에 당연한 건 없다는 걸 새삼 깨닫게 되었습니다.

집에 가서 오랜만에 줄자를 꺼내 아이들 키를 재봤습니다. 중학교 2학년인 둘째가 170cm, 3살 아래인 초등학교 5학년인 셋째의 키가 160cm였습니다. 나이 차이에 비해, 성장기인 둘째의 키가 생각보다 작았습니다. 첫째 때문에 미처 신경쓰지 않았던 키에 대한 생각을 다시금 하게 되었습니다. 그리고 곰곰이 생각해봤습니다. 키는 유전적인 영향을 많이 받는 편인데, 유전자를 믿고 그냥 놔두면 저절로 크는 거 아니냐는 생각을 제일 먼저 했죠. 직업이 의사임에도 불구하고 성장에 관한 지식은 고작 이게 전부였습니다. 의대에서도 키가 크는 법 같은 건 배워 본 적이 없으니까요.

이후에 많은 논문과 연구들을 찾아보면서, 키가 크는 게 단순히 1가지 요인으로 인해서 결정되지 않는다는 사실을 알았습니다. 너무나 당연한 이야기였죠. 많은 사람들이 무의식적으로는 알고 있었지만, 그런 이야기를 하는 사람을 거의 보지 못했습니다.

우리 사회는 키가 클 수 있는 방법에 대해 말하는 것을 가볍게 치부하는 경향이 있습니다. "어차피 키는 유전이야!"라고 말하면서 다른 방법이 있다고 하는 건 장삿속이라 생각하는 거죠. 사람들 앞에서 키 크는 방법을 알아보는 걸 어려워하기도 하고요. 하지만 복잡한 현대 사회를 살아가는 데 키가 많은 영향을 미친다는 사실은 부인할 수 없습니다.

1990년 피츠버그대학교 심리학과 교수 이레네 한손 프리츠(Irene Hanson Frieze)는 동료와 함께 애틀랜타대학교의 MBA 졸업생들로 엄청난 양의 데이터를 조사했습니다. 데이터 분석 결과 남성은 키가 클수록 연봉이 높다는 사실을 발견했고요. 비슷한 나이, 체중, 사회적 신분, 종교를 가진 남성들은 키가 약 1인치(2.54cm)씩 커질 때마다 초봉이 약 570달러(한화 약 50만 원)씩 높아졌습니다. 상관관계가 전혀 없어보이는 키와 연봉이 서로 관련이 있었던 것입니다.

2016년 영국 엑서터대학교 의학부 제시카 티럴(Jessica Tyrrell)과 동료들은 앞선 연구들보다 더 발전된 기술을 적용해 키의 신비를 파헤쳤습니다. 이 연구에 사용된 유전자 분석 기술은 '멘델 무작위 분석법(Mendelian Randomization)'이라고 불리며, 오차를 줄이고 실험과 무관한 요인을 배제할 수 있어 제대로 된 결과를 얻을 수 있다는 장점이 있었죠. 연구진은 UK Biobank(약 50만 개에 달하는 성인 남녀의 생물학적 데이터베이스)에서 37~73세 사이 11만 9,669명을 뽑아 키, BMI(체질량지수)와 관련된 유전자를 분석했습니다. 그리고 이와 같은 요소가 사회경제적 지위에 직접 영향을 미치는지 알아보기 위해 5개의 지표로 사회경제적 지위를 구분했습니다. 5개의 지표는 '학교 교육을 마쳤을 때의 나이' '학위의 종류' '종사한 직업의 종류' '가정의 연 수입'과 '결핍 지수'입니다.

분석 결과, 다른 요인을 배제했을 때 키는 그 사람의 수입에 실제로 직접적인 영향을 미친다는 사실을 알아냈습니다. 특히 남성은 양자 간 50%의 상관성이 있었습니다. 이 표본에서 남성 키의 표준편차는 6.3cm 내외였고, 편차가 커질수록 수입은 최대 2,940유로(한화 약 390만 원)까지 차이가 났습니다. 물론 이 결과에 대해 불만이 있을 수도 있습니다. 가정 형편이 좋을수록 더 좋은 음식을 먹고 충분한 영양분을 섭취하여 키가 더 클 수 있을 뿐 아니라, 직업을 고를 때도 더 좋은 조건에서 시작할 확률이 높아지기 때문이죠. 바꿔 말하면 키와 수입은 후천적 현실에 따른 결과론적 해석에 불과하다는 반론을 충분히 제시할 수 있습니다.

그런 이유로 연구진은 이러한 변수를 제거하고자 실제의 키가 아닌 유전적 영향을 받은 키를 계산한 수치를 반영했습니다. 그리고 이번에도 키가 1cm씩 커질 때마다 연 수입은 179유로(한화 약 25만 원)씩 증가한다는 결과를 도출했습니다. 앞선 연구와 같은 결과죠.

키를 단순히 유전에만 맡기지 않고, 더 크려면 어떻게 해야 할까요? 바로 이 책에 제가 그동안 다양한 연구 결과와 논문들을 토대로 키가 클 수 있는 방법을 모두 담았습니다. 키에 관해 공부하면 할수록, 단순히 유전자가 키를 크게 하는 것이 아니고, 우리가 알고 있는 건강한 생활 습관이 키를 크게 한다는 사실을 알게 됐습니다. 그렇기에 제가 모은 지식들을 많은 사람들과 공유하려 합니다. 이 책을 봐주셔서 감사합니다.

2025년 2월
이선용

목차

Q. 초경 후에 키가 크려면 어떻게 해야 하나요?

Q. 우유에 초콜릿맛 가루를 타서 먹여도 되나요?

Q. 일찍 자고 잘 먹는데 왜 안 클까요?

Q. 성장기 때 다이어트해도 될까요?

Q. 저녁을 먹고 바로 운동하러 가도 되나요?

Q. 저녁 운동 후 아무것도 안 먹는데 괜찮을까요?

Q. 운동 직후 우유를 마시는 게 좋나요?

Q. 부족한 단백질을 보충제로 섭취해도 좋을까요?

Q. 아침에 뭐라도 먹여야 할까요?

Q. 스트레칭은 어떤 걸 해야 하나요?

Q. '오다리'가 키 크는 데 영향이 있을까요?

Q. 성장호르몬 촉진 주파수, 효과가 있을까요?

청소년기 · 215

Q. 성장판이 다쳤는데, 그래도 키가 크나요?

Q. 성장판이 닫히면 키 성장이 끝난 건가요?

Q. 운동하다 무릎을 크게 부딪혔는데 문제가 있을까요?

Q. 사춘기 시기에 성장이 멈출 수 있나요?

Q. 사춘기 이후에 신장 변화가 없으면 성장이 끝난 건가요?

Q. 중학교 1학년이 겨드랑이 털이 나기 시작했는데, 성조숙증인가요?

Q. 밥은 엄청 잘 먹는데 키 안 크는 아이, 늦게라도 클까요?

Q. 고등학교에 올라가도 계속 키가 클까요?

Q. 분유를 먹이면 정말 키가 크나요?

Q. 유튜브에서 푸시업이랑 턱걸이를 하면 키가 큰다던데요?

Q. 몸무게가 많이 나가면 키가 안 크나요?

Q. 밤에 물을 마시는 것도 키 크는 데 영향을 미치나요?

Q. 키 크려면 꼭 스트레칭을 해야 하나요?

Q. 걷기 운동도 키 성장에 도움이 되나요?

1장

유전자에 숨어 있는 키의 비밀

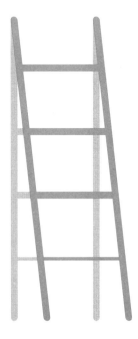

키가 크려면
딱 '두 가지 법칙'만 알면 된다

현재까지 알려진 최초의 인류는, 300만 년 전 아프리카에 살았던 여인의 화석입니다. 루시라는 이름으로 불리며, 키는 약 107cm, 몸무게는 약 28kg이었습니다. 오스트랄로피테쿠스 아파렌시스 (Australopithecus Afarensis)라는 멸종된 인류의 한 종족이고요. 루시는 원숭이나 고릴라에 가깝습니다. 인간과 닮았다는 차원에서는 네안데르탈인만큼도 못하죠. 그러나 우리의 조상입니다. 그걸 어떻게 알았을까요? 화석에 인류의 조상이라고 새겨져 있었을까요? 그럴 리는 없겠죠. 온몸에 있는 털로 봐서는 원숭이에 가깝지만 DNA 족보가 같기 때문입니다.

인류의 진화 과정을 나타내는 그림을 보면, 땅에 손바닥을 짚고 다니다가 두 다리로 걷는 인류로 변하죠. 원숭이처럼 행동하다가 점

14

점 덩치가 커치고 허리를 꼿꼿이 세우는 형태로 바뀐 걸 알 수 있습니다. 유전자라는 것은 300만 년 전에 살았던 유인원을 인류의 조상이라고 밝혀낼 만큼 생물의 몸 안에 갖고 있는 고유한 성질이죠. 그뿐만 아니라 장기적으로 나아갈 방향을 잡아놓은 설계도라고도 볼 수 있습니다. 그 설계도 안에는 키 크는 것, 살찌는 것에 대한 프로그램이 상황에 맞게 실행되도록 짜여져 있고요.

세대가 지날수록 키가 커지는 이유는 무엇일까요? 키는 유전이란 이야기를 많이 듣습니다. 그런데 이 유전이란 놈 말입니다. 이 놈의 목적이 키를 크게 하는 것일까요? 아니면 자라지 못하게 하는 것일까요? 이런 주제에 대해서 생각해 본 적이 있으신가요?

〈동물의 왕국〉이란 프로그램을 보면 야생에 사는 다양한 동물을 볼 수 있죠. 동물들은 인간과 다르게 본능에 충실합니다. 그중에서도 특히 흥미로웠던 건 인간과 비슷한 영장류인 고릴라였습니다. 힘센 수컷이 많은 암컷을 거느리며 단체 생활을 하죠. 싸움에서 진 수컷 고릴라는 비참하게 무리에서 쫓겨나기도 하고요. 대장을 정하는 결투에서도 몸집이 더 크게 보이려고 가슴을 두드리며 소리를 지릅니다. 상대방에게 위압감을 더 많이 줄수록 유리하기 때문이죠. 사람으로 치면 키가 더 크게 보이도록 몸을 쭉 펴는 것처럼 말입니다. 동물의 세계에선 인간보다 키가 훨씬 더 중요하죠. 덩치가 크고 힘이 센 놈들은 사냥을 비롯한 모든 면에서 유리합니다. 거기에다 종족을 남길 때 우선순위를 갖게 되죠. 힘세고 덩치 큰 수컷들은 자신의 후손을 많이 남길 수 있었을 겁니다. 그러다 보니 세대가 지날수록 점차 덩치가 큰 쪽으로 바뀌어 간 것이죠.

인류도 마찬가지입니다. 허약하고 병든 애들은 혹독한 자연환경을 버티지 못했을 거고요. 어떻게든 살아남았더라도 싸움을 못 하고, 덩치가 작다면 후손을 남기기 쉽지 않았을 겁니다. 이것이 유전적으로 키가 커져가는 첫 번째 이유입니다.

여기서 우리가 주의 깊게 봐야 할 부분이 있습니다. 현대 시대 단한 세대라면 큰 유전자, 작은 유전자 골고루 존재하고 있었겠죠. 하지만 수백만 년 동안 걸러지고 걸러져 내려온 DNA라면, 우리 유전자의 주된 방향은 키가 크게끔 맞춰져 있을 거란 이야기입니다. 부모님이나 조부모님이 작을 순 있지만, 윗세대에서 그 다음 윗세대를 걸쳐서 내려온 유전자는 키가 작은 유전자만으로 이루어질 순 없다는 거죠.

키가 클수록 유리해진 건 직립보행과도 관련이 있습니다. 네발로 기어서 다닌다면 싸울 때 이빨로 목을 물어뜯겠죠. 두 발로 걷게 되니 손이 자유로워집니다. 그러다 보니 싸울 때 예전엔 앞발이었던 손을 사용하게 되죠. 고릴라들이 싸우는 걸 보면 위에서 내려쳤을 때 더 강한 타격을 주는 걸 알 수 있습니다. 더구나 충격을 받으면 의식을 잃을 수 있는 뇌를, 위쪽에서 칠 수 있느냐 없느냐는 싸움의 승패를 가르게 되죠.

또한 시간이 흐를수록 인간의 뇌 용량은 점점 커지게 됩니다. 큰 뇌를 받치기 위해서는 굵고 강한 뼈들과 근육들이 필요합니다. 그렇게 되면 점점 덩치가 커집니다. 이렇듯 필요에 따라서 인간의 키는 점점 커지는 방향으로 진화하게 됩니다.

키에 관련된 유전자는 현재 밝혀진 것만 해도 700가지가 넘습니다. 그만큼 다양한 요인이 작용하죠. 그중에서도 키에 작용하는 강력한 2가지 유전자 법칙이 있는데요, 이것 때문에 키 크는 데 영향을 미칠 수 있습니다.

첫 번째는 '키는 정해진 시간 동안만 큰다'는 겁니다. 태어난 직후에 가장 많이 크고, 나이를 먹을수록 성장 속도는 줄어듭니다. 많은 사람이 알고 있지만 그 중요도를 깨닫지 못하는 경우가 많죠. 어린 시절의 충분한 관리가 자신의 최종 키에 영향을 많이 미친다는 겁니다. 만약 인간이 평생 동안 키가 큰다면, 성장기 때 조금 미흡했더라도 나중에 노력하면 되겠죠. 하지만 인간은 오로지 성장기 때만 키가 큽니다. 유전적으로 키가 커질 수 있더라도 그 시기를 놓치면 키가 자라지 않는다는 말입니다.

두 번째는 키가 크려면 '모든 것이 충족된 후'여야 된다는 겁니다. 이게 무슨 이야기냐 하면요, 몸에 병이 있거나 영양 섭취가 미흡하거나 스트레스를 많이 받는다면, 이것들이 해결되고 난 후에 키가 커지도록 설계되어 있다는 거죠. 생존에 절대적인 것들에 부족함이 없어야만 그다음에 여유를 가지고 키가 커질 수 있다는 겁니다.

이 2가지 조건을 조합해 보면, 성장기 때 아프지 않고 골고루 영양 섭취를 해줘야 유전적으로 물려받은 키를 발현시킬 수 있다는 이야기가 되죠.

일생에 두 번 오는 '급속 성장기'

아들만 셋이 있으니, 집 안이 마치 운동선수들 합숙소 같은 느낌입니다. 비슷한 듯하면서 각자 개성이 뚜렷하고요. 같이 있으면 주로 싸웁니다. 무슨 이유로 싸우는지 보면 서로 자기 것을 건드렸다고 싸우더군요. 동물의 왕국처럼 영역표시 중인가 봅니다. 개성도 다르고 좋아하는 것도 다른데, 키가 클 때 나타나는 신호는 비슷합니다. 그 시기가 정확히 똑같진 않습니다만 '비슷한 신호를 보내는 것으로 보아 저 녀석도 곧 키가 크겠구나' 하고 알아챌 수 있는 거죠. 그렇다면 키는 언제 클까요?

키 크는 속도를 나타내는 그래프입니다. 그림에서 볼 수 있듯 출생 직후에 성장 속도가 가장 빠르고, 점차 그 속도가 줄어들죠. 속도가 줄어든다는 건 키가 안 큰다는 이야기가 아니라 1년 동안 키가

나이에 따른 성장 속도

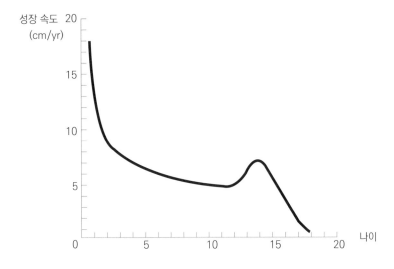

자라는 정도가 줄어든다는 말입니다. 1년 동안 10cm가 크다가 5cm가 큰다면 성장 속도가 줄어든 거죠. 만 5세에선 1년에 6~7cm 정도 자라는 게 보통이고요, 만 12세에선 1년에 5cm 정도 자랍니다. 이때가 성장 속도가 가장 더딜 때죠.

이 그래프는 남자아이의 경우엔 잘 맞을 거고, 여자아이의 경우엔 초경을 언제 하느냐에 따라 성장 패턴이 많이 달라질 수 있습니다. 절대 불변의 법칙은 아니니 참고는 하되 만약 키가 잘 안 자란다면

'저성장 시기일 수도 있구나' 하고 생각하시면 됩니다.

만 4~10세 정도가 되면 온종일 놀고 난 후, 잘 때가 되면 다리가 아프다고 합니다. 주로 아프다고 하는 부위는 종아리나 허벅지죠. 이게 바로 '성장통'입니다. 살짝 아프다고 할 때도 있고, 울 정도로 심할 때도 있습니다. 무척 당황스럽죠. 만져보면 정말 딴딴합니다. 근육이 풀어지라고 열심히 마사지해 주죠. 아이들은 많이 아파하지만 대부분 별 이상 없이 지나가곤 합니다. 키 크는 데 큰 영향을 미치지도 않고요.

하지만 나타나는 증상이 성장통과 비슷하지만 성장통과는 다르게 키 성장에 영향을 미치는 질환도 있습니다. 바로 '소아류머티즘관절염'입니다. 소아류머티즘관절염은 16세 이전에 발생하는 자가면역질환입니다. 관절이 붓고 열감이 느껴지며, 만지면 몹시 아파합니다. 같은 관절에 6주 이상 통증이 지속되면 의심해 봐야 합니다. 소아류머티즘관절염은 조기에 발견하면 성장에 큰 영향을 끼치진 않습니다. 원인을 몰라서 예방하기는 힘들지만 조기 치료가 제일 중요합니다.

성장통은 키 성장 때문에 발생한다고 알려져 있지만 성장통이 주로 발생하는 시기에는 키가 그리 많이 크지 않습니다. 오히려 성장통 시기가 지나고 나서 아프다는 말을 별로 안할 때 키가 더 많이 크죠.

방학 때가 되면 학교 다닐 때보다 일어나는 시간이 늦어지고, 잠자는 시간도 달라집니다. 늦게 일어나면 왠지 불안해지죠. 아침형 인간이 성공한다는 말도 많이 들었고요. 하지만 키가 클 땐 일찍 일어나는 사람보다 잠을 많이 자는 인간이 성공할 가능성이 높습니다. 보통 성장호르몬이 밤에 많이 분비되니, '최소한 이 시간대만 지켜서 재우면 성장호르몬이 잘 나와서 키가 클 거야' 하고 생각하죠. 틀린 이야기는 아니지만, 그게 전부는 아닙니다. 성장호르몬은 뇌에서 분비되고, 그걸 활용하려면 몸 전체의 시스템이 작용해야 되기 때문이죠.

　우리 몸은 기계가 아닙니다. 딱딱 끊어져서 작용하지 않죠. 예를 들어, 소아기에 극심한 스트레스를 받으면 키가 잘 자라지 않습니다. 잠을 제대로 잤음에도 불구하고요. 시간이 지나서 충격이 완화되고, 삶의 여유가 생기면 그땐 키가 잘 자랍니다. 잠을 자면 성장호르몬이 분비되죠? 생체 활동을 담당하는 뇌에서 분비되고요. 이 부분은 인간의 의지에 영향을 받지 않습니다. '키가 크고야 말겠어!'라고 굳은 결심을 해도 반응이 없는 거죠.

　그렇다면 이 의지를 알릴 방법이 없는 걸까요? 아닙니다. 본능적인 부분이라 다른 방식으로 알려야 하는 거죠. 다시 말해 잠을 일찍 깊게, 충분히 많이 자면 우리의 뇌가 불안감을 느끼지 않게 됩니다.

안락한 상태라고 인식을 하게 되는 거죠. 그런 상태에서 작용하는 게 키를 크게 하는 것이고요.

잠에 취해 정신을 못 차리는 시기가 옵니다. 그럴 때 키가 정말 잘 자랍니다. 평소보다 조금 더 늦게 일어나도 걱정할 필요가 없어요. 하지만 너무 늦게 자서 늦게 일어나는 건 오히려 방해가 되니 잠자리에 드는 시간은 일정하게 유지하는 게 좋습니다.

키 클 때가 되면 먹는 것도 달라집니다. 공장에서 물건을 생산하려면 재료가 있어야겠죠. 주문량이 많으면 공장장은 재료들을 빨리 들여놔야 됩니다. 그래야 많은 물건을 만들 수 있으니까요. 주문도 안들어왔는데 공장에 재료만 갖다놓는다고 물건을 생산하진 않겠죠.

키카 클 때, '이제 키가 크겠구나' 하는 상황이 되면 뇌에서 음식을 많이 먹으란 신호를 보냅니다. 이게 공장의 생산 주문 같은 거죠. 키 크는 재료들은 바로 음식이고요. 이전과 먹는 양이 확연히 다릅니다. 잘 안 먹던 애들까지 밥을 두 공기씩 먹죠. 잘 먹는다고 아무거나 막 먹이진 마시고요. 아이들은 군것질을 하고 싶어 하겠지만, 몸에 좋은 단백질 위주의 음식을 많이 먹여야 됩니다.

많이 먹다 보면 몸무게도 같이 늘어납니다. 하지만 체중 때문에 걱정할 필요는 없어요. 그러니 몸에 좋은 음식으로 잘 챙겨주세요.

성장클리닉에서도 사용하는 '예상 키 공식'

제 키는 184cm입니다. 잘 기억하고 계세요. 제 키가 여러분들의 키를 예측하고, 더 크게 하는 데 결정적인 역할을 할 겁니다. 키는 유전적·환경적 요인의 영향을 받습니다. 유전적인 영향이 60~80% 정도라고 알려져 있는데요, 이 말은 부모님으로부터 물려받은 키가 꽤 많은 비중을 차지하고 있다는 이야기죠.

키가 얼마나 클 수 있을지에 대한 질문이 많습니다. 수많은 연구로 인해 성인이 되었을 때 키가 얼마나 될지 근사치를 구할 수 있게 되었죠. 하지만 이 연구 결과를 잘못 해석해서 오해하고 있는 경우도 많습니다. 이를 상업적으로 이용하는 사람들도 많고요. 성인이 되었을 때 최종 키를 예측할 수 있는 방법과 더불어, 이걸 제대로 사용할 수 있도록 예시를 들어서 이해하기 쉽게 설명해 드리겠습니다.

성인이 되었을 때 최종 키에 관한 공식은 인터넷에서 한 번쯤 보셨을지도 모릅니다. 아주 간단한 공식이라서 과연 이게 정확할까 하는 의구심이 들 수도 있지만 일단 그 공식을 한번 볼까요?

· 남아의 예상 키=(아빠 키+엄마 키+13)÷2
· 여아의 예상 키=(아빠 키+엄마 키-13)÷2

성인이 되었을 때 예상되는 최종 키는 성별에 따라 다릅니다. 우선 남자의 경우, 아빠 키와 엄마 키를 더한 것에 13을 더합니다. 그리고 이것을 2로 나누어 줍니다. 여자의 경우엔, 아빠 키와 엄마 키를 더한 것에서 13을 빼줍니다. 이것을 또 2로 나누어 줍니다. '어? 이렇게 간단해?' 그리고 '예상 키가 너무 작잖아' 하시는 분들이 많을 겁니다. 예상 키가 너무 작게 나왔다고 해도 걱정할 필요는 없습니다. 당연한 거니까요. 그리고 공식이 간단하다고 해서, 이 방법이 신빙성이 떨어지는 건 아닙니다. 많은 사람을 대상으로 연구한 결과 나온 거니까요. 하지만 연구 결과를 어떻게 해석하는지에 따라서 제대로 사용할 수도 있고 그렇지 않을 수도 있습니다. 이제부터 제대로 활용하는 방법을 알려드릴게요.

예시로 저희 아들의 예상 키를 계산해 보겠습니다. 제 키 184cm

에 아내 키 160cm를 더한 것에 13을 더한 후 2로 나누면 178.5cm 입니다. 이런, 저희 아들들은 180cm가 안되겠군요. 만약 딸이라면 어땠을까요? 제 키 184cm에 아내 키 160cm를 더한 것에 13을 뺀 후 2로 나누면 165.5cm입니다. 딸이 165.5cm라면 나쁘지 않았을 텐데, 남자아이라 180cm을 못 넘겠다고 생각하고 있을까요? 아닙니다. 저희 아들들은 180cm가 넘을 거라고 확신합니다. 하지만 그렇다고 저 공식이 틀렸다고 생각하지도 않습니다. 무슨 소린지 이해가 안 되시죠? 공식이 맞다면 저 결과치를 받아들여야 하는 거 아닌가 하는 생각이 드실 거예요.

제 아들은 아직 한창 성장 중이어서 나중에 결과를 확인할 수밖에 없으니 성장을 끝마친 사람을 대상으로 다시 한번 계산을 해보겠습니다. 저희 아버지와 어머니의 키를 이용해서 제 최종 키를 예상해 보죠. 물론 저는 키가 다 컸으니 최종 키를 알고 있습니다. 결괏값을 보면서 뭐가 맞고 뭐가 틀린지 알려드리겠습니다.

저희 아버지 키 176cm에 어머니 키 160cm을 더하고 그 값에 13을 더한 후 2로 나누면? 암산 빠른 분들, 계산해 보셨나요? 결괏값은 174.5cm입니다. 이게 뭐야 하시겠죠. 저 공식이 틀렸거나 사실 키가 174cm인데 184cm인 척하는 거 아닌가 하고 생각하실 거예요. 하지만 제 키는 184cm가 맞습니다.

그렇다면 '역시 저 공식은 틀린 거야. 인터넷에 나온 건 믿을 게 못 돼'라고 생각하고 계실 수 있습니다. 하지만 저 공식은 생각보다 신뢰도가 높습니다. 저희 부모님의 또 다른 아들인, 제 남동생의 키는 174cm입니다. 이게 어떻게 된 일일까요? 저는 주워온 아이인 걸까요? 아닙니다. 저는 집에서 태어났기 때문에 제가 태어나는 걸 본 증인들이 너무 많습니다. 온가족이 모여있었고, 친척들도 같이 있었거든요.

그럼 어째서 이런 일이 일어났을까요? 더 헷갈리신다고요? 이제부터 저 공식에 대한 비밀을 풀어드리겠습니다. 사람을 대상으로 한 연구들에서 '이러이러한 것에 대한 값은 정확히 이것이다'라고 나오는 경우는 드뭅니다. 피 검사만 해도 '이 수치부터 이 수치까지의 범위에 있는 것을 정상치로 한다'는 경우가 많고요.

키를 예측하는 공식도 마찬가지입니다. 공식으로 예측한 제 키의 결괏값 174.5cm의 ±5cm를 오차범위라고 합니다. 즉 169.5cm에서 179.5cm까지의 범위가 유전적으로 제가 물려받은 범위인 거죠. 이 연구의 결과에 보면 저렇게 나온 수치에다가 ±5cm를 하면 전체 사람의 70%가 포함된다고 나옵니다.

하지만 그렇다고 해도 179.5cm와 184cm는 어느 정도 차이가 있죠? 그 차이는 바로 환경적 요인으로 인해 만들어진 겁니다. 제가 유전적으로 받을 수 있는 키에다가 성장호르몬 분비를 왕성하게 해서 크는 키가 더해지는 거죠. 제 남동생의 경우는 유전적으로 받을 수 있는 키가 179cm임에도 불구하고 그만큼 크지 못했습니다. 여러 가지 요인이 있었겠지만 어렸을 때부터 편식이 심해서 음식을 많이 가려 먹었거든요. 다행히 운동은 했고, 밤에 잠은 잘 잤습니다. 그것까지 안 했으면 아마 169cm가 되어있을 수도 있습니다.

유전적으로 제 키가 2m를 넘어서 농구선수처럼 크는 건 불가능합니다. 하지만 유전적으로 받을 수 있는 키 174cm에서 감소 요인을 없애고, 성장호르몬 분비 요인을 강화시켰기 때문에 10cm가 더 큰 겁니다. 계산값에서 5cm는 유전적으로 더 받을 수 있는 키 그리고 5cm는 환경적인 노력으로 더 클 수 있는 키라 보시면 됩니다.

하지만 반대로 유전적인 키가 174cm인데, 밤에 잘 안 자고 핸드폰이나 컴퓨터 많이 하고, 군것질 입에 달고 살고, 운동 안 하고, 편식으로 먹고 싶은 것만 먹어서 영양을 골고루 섭취하지 않는다면, 최종 키는 169cm이거나 그 아래가 되었을 수도 있습니다. 저 같은 경우 환경적인 추가 성장이 5cm였지만, 사람에 따라선 그 이상이 될 수도 있습니다. 그러니 너무 쉽게 포기하진 마세요.

"성장이 언제 멈출지 몰라서 불안해요"

뼈는 우리의 몸을 지지하고 내장 기관을 보호합니다. 우리 몸은 206개의 뼈를 가지고 있습니다. 일단 인간에게 가장 중요하다고 할 수 있는 뇌를 보호하는 두개골이 있고요. 가슴 위쪽에서 우리 몸을 지지하는 역할을 하기도 합니다. 몸통에 있는 뼈들은 폐와 간, 심장 등 중요한 장기들을 외부의 충격으로부터 막아주는 역할을 합니다. 이러한 뼈들에도 성장판이 있어서 키가 클 때 같이 자랍니다.

성장판 검사를 주로 하는 부위는 크게 3가지로 분류됩니다. 손목이 있는 부위, 허벅지와 무릎 부위 그리고 척추 부위죠. 각각의 부위는 닫히는 시기가 다릅니다. 사람에 따라서도 다르고요. 그래서 키가 크는 시기가 사람마다 다를 수 있는 겁니다.

한국전쟁 발발 당시에 미국은 대규모 병력을 한반도에 파병하게 됩니다. 전쟁 동안 한반도 땅을 밟은 미군은 총 178만여 명이었습니다. 그때 병사들을 대상으로 성장판 검사를 진행해서 연구한 결과가 있습니다. 1950년대 미국의 평균 신장은 지금 한국의 평균 신장과 비슷합니다. 먹는 것과 상황이 많이 다르긴 하지만 참고할 만한 자료입니다. 군대의 특성상 검사 대상은 18세 이상 젊은 남자들뿐입니다. 여성은 남성과 달리 성장판이 2년 정도 빨리 닫힌다고 보면 됩니다.

첫 번째는 팔 부위입니다. 성장클리닉에 가면 가장 먼저 찍는 부위죠. 손은 뼈의 개수가 많아서 성장판과 골연령을 측정하기에 좋습니다. 팔꿈치에서 손목까지 2개의 뼈가 있는데 요골과 척골입니다. 이 뼈는 18세쯤이 되면 30%가 닫히고, 23~25세가 되면 100% 닫히게 됩니다. 팔꿈치 부위는 20세 이전에 다 닫히고요. 키는 성장판이 100% 열려있을 때 가장 많이 큽니다. 이때 1년에 4~10cm까지 키가 자라는 거죠. 50%가 되면 그 절반 정도인 2~5cm 정도 자란다고 보면 됩니다. 상체의 경우 손목 부위는 18세가 넘어도 자라고, 팔꿈치 부위는 18세 정도면 안 자란다고 봅니다. 팔만 자라면 이상하니까 좀 일찍 닫힌다고 해도 괜찮겠죠.

두 번째는 척추입니다. 척추는 전체 키에서 30% 넘게 차지하고 있는 부위입니다. 천골은 척추의 맨 마지막 부분입니다. 키에 직접적인 영향을 주진 않지만 척추 부위 성장판이 언제 닫히는지 알 수 있죠. 보통 24~25세에 닫히게 됩니다. 어깨와 가슴 윗부분을 연결하는 빗장뼈란 뼈가 있는데, 이 뼈는 30세까지 성장판이 안 닫힙니다. 즉 가슴을 운동해서 커지면 이 뼈도 같이 자라면서 커지는 거죠.

세 번째는 허벅지와 종아리입니다. 키 크는 데 가장 비중이 큰 뼈 부위죠. 발목 부위는 18세 이전에 성장이 끝납니다. 무릎 부위도 18세 때 60~70%가 닫혀있습니다. 즉 평균적으로 봤을 때 1년에 2cm 이상 크기가 힘든 거죠. 그러다가 19~20세까지 급격하게 닫힙니다. 다리의 경우 20세 이후로는 성장을 기대하기가 힘듭니다. 그러니 키가 자랄 수 있는 마지노선은 18세라고 보면 됩니다. 각 부위는 18세에서 19세로 넘어가면서 급격하게 닫히거든요. 그 이후부턴 개인차에 따라서 달라질 수밖에 없고요.

공식으로 구하는 예상 키가 절대적이진 않습니다. 70% 정도 맞는 편이고요. 더 크는 사람도 있고, 예상 키보다 작은 사람도 있죠. 알다시피 키는 유전적 영향과 환경적 영향을 받습니다. 예상 키보다 더 크기 위해선 환경적인 것을 최대한 뽑아내야 합니다. 그런데 그 환경적이란 게 굉장히 애매모호하죠. 잘 먹고 잘 자라고 했지만 과연 지금 잘 먹고 있는 것인지, 잘 자고 있는 것인지 확신하기 힘듭니다. 제일 좋은 건 키가 잘 크는 사람과 같이 생활하면서 같이 먹고 같이 자는 건데, 현실적으로 쉽지 않죠.

1년 중에서도 키가 잘 자라는 시기가 있고, 그러지 않을 시기가 있습니다. 잘 크다가 어느 순간 안 클 수도 있습니다. 하지만 키가 항상 일정하게 증가 형태를 띠면서 크는 건 아닙니다. 계단식으로 자란다고 봐야죠. 일단 키가 잘 크는지 안 크는지를 확인하려면 연 단위 기록이 필요합니다. 단순히 기분상 키가 안 크는 것처럼 느껴질 수도 있지만, 외적 요인으로 인해 성장이 방해받는 것일 수도 있습니다.

사춘기 전까지는 1년에 4cm 이상 크는 게 정상입니다. 이보다 적게 큰다면 저성장을 의심해 봐야 합니다. 이는 한 달에 얼마 자랐는지로 측정하는 것이 아닙니다. 성장 속도는 연 단위로 기록한 걸 비교해 봐야 됩니다. 학교에 다니고 있다면 생활기록부를 보면 알 수 있습니다. 나이가 어릴수록 빨리 파악하는 게 좋습니다.

성장기 아이들은 두 차례 급성장하죠. 태어나서 만 3세까지가 1차 급성장기, 사춘기가 진행되는 시기가 2차 급성장기입니다. 특히 만 3세까지 가장 많이 자라며, 이때가 최종 키에 큰 영향을 미칩니다. 신생아는 평균 53cm이며 첫돌까지 대략 25cm가 자라죠. 두 돌까지 평균 12.5cm가 자라 만 3세가 되면 대략 98cm가 됩니다. 만 3세 이후부터 사춘기 전까지는 매년 5~6cm 정도 자랍니다. 만 3세임에도 90cm가 되지 않거나, 3세 이후부터 사춘기 전까지 4cm 미만으로 자랄 경우 성장장애가 있다고 볼 수 있습니다.

사춘기가 되면 2차 급성장기가 옵니다. 보통 남아는 만 12세, 여아는 만 10세에 시작하죠. 남아는 사춘기 이후 2~3년 동안 매년 7~8cm 정도씩 자랍니다. 여아는 사춘기 이후부터 초경 이전까지가 급성장기로, 2년 동안 매년 평균 6~7cm가 자라죠. 초경 이후에는 평균 6cm밖에 크지 않습니다. 연간이 아니라 최종적으로요. 그렇기 때문에 초경이 평균보다 앞당겨지는 것을 주의해야 합니다.

키가 안 커서 걱정인 시기는 보통 초등학교를 졸업할 때입니다. 그 시기가 바로 성장 속도가 가장 더딜 때입니다. 사춘기 급성장이 오기 직전이 키가 가장 자라지 않는 시기란 이야기죠. 그러니까 초등학교 5~6학년쯤 되면 갑자기 키가 자라지 않는 듯한 느낌이 들 수 있습니다.

만약 사춘기 급성장기 직전이 아닌데 키가 잘 안 자란다면, 여러 가지 외부 요인을 생각해 볼 수 있습니다. 영양 공급은 충분한지, 밤에 잠은 잘 자는지, 어디 아픈 데는 없는지 말이죠. 키가 크기 위해선 음식을 골고루 잘 먹고, 잘 때 숙면을 하는 게 무엇보다 중요합니다. 탄수화물 위주의 음식으로만 많이 먹는 건 아닌지, 잠자기 전에 핸드폰이나 게임을 많이 해서 숙면을 방해하는 건 아닌지 하는 것들을 확인해 봐야 합니다. 또 설사를 자주 하거나 소화불량을 호소하는 등 질병과 관련이 있을 경우엔 병원 진료를 꼭 받아봐야 하고요. 스트레스를 많이 받는 것도 키 성장에 영향을 미칠 수 있습니다.

결론적으로, 사춘기 급성장이 오기 전에는 성장 속도가 더딜 수 있습니다. 그렇지 않을 경우엔 성장에 방해되는 요인을 찾아봐야 하고요. 키가 잘 자라지 않는 시기 또한 중요한 때입니다. 이 시기에도 먹는 것과 자는 것 그리고 가능하면 운동을 지속적으로 하는 것이 좋습니다. 근육을 이용한 운동이 키 성장에 좋으니, 점핑 운동이나 달리기 등을 함께해 주세요.

밥만 잘 먹으면
충분할까?

어렸을 때 먹었던 영양제가 있습니다. '원기소'라는 제품이었죠. 만화 〈검정고무신〉에도 나오더군요. 콩가루를 알약 형태로 만든 듯한 느낌이었습니다. 씹어 먹으면 고소한 맛이 났죠. 먹거리가 많지 않던 시절이라 과자를 먹는다는 느낌으로 먹었습니다. 어머니가 너무 많이 먹지 못하도록 형제들에게 나눠주곤 했죠. 지금 찾아보니 원기소는 효소, 효모, 유산균 제제로 이루어져 있는 영양제네요. 그땐 뭔지도 모르고 먹었어요. 밥 먹고 소화는 잘되던 시절인데, 몸에 좋다니 사오셨겠죠.

아무리 성분 좋은 약이라도, 크기가 너무 크거나 맛이 이상하다면 먹기 쉽지 않습니다. 성장기 아이들 같은 경우엔 더 그렇죠. 저희 집 애들도 마찬가지고요. 쫓아다니면서 먹으라고 해야 먹지, 알아서 먹는 법이 없습니다. 씹어 먹을 수 있는 형태의 약을 '츄어블'이라고 합니다. 영어로는 'chewable'. 인터넷에서 검색할 때 이 키워드를 입력하시면 되는데요, 아주 많은 종류의 영양제들이 나올 겁니다. 씹어 먹을 수 있는 제품들은, 주로 학교 들어가기 전 아이들이 먹을 수 있게 만들어진 것이라 성분 함유량이 높지 않습니다. 일반 알약과 다르게 처음부터 씹어 먹을 수 있도록 만들기 때문에 제조 방식도 일반 알약보다는 까다롭고요. 또한 제조 과정이 다르기 때문에 알약 하나에 다양한 성분을 넣진 못합니다. 시중에는 미네랄 따로, 비타민 따로 판매되고 있습니다. 알약을 삼키기 힘들어하면 씹어 먹는 약으로 먹는 게 좋겠죠.

키 클 때 많이 필요한 영양소는 미네랄입니다. 그중에서 칼슘이 대표적이죠. 우유를 못 먹을 경우에는 영양제로 어느 정도 보충해 줘야 키 크는 데 도움이 됩니다.

왜 칼슘일까요? 키가 크기 위해서는 많은 영양소를 골고루 섭취해야 합니다. 그중에서도 특히 대용량으로 필요한 것들이 있죠. 바로 몸의 골격을 형성하고 있는 미네랄들입니다. 특히 칼슘은 어떠한 경로로든 섭취해야만 뼈가 성장할 수 있습니다. 몸에서 자체적으로 생성되지 않고 외부에서만 공급할 수 있으니까요.

간혹 잘 먹지 않는데 키가 컸다고 말하는 사람들이 있는데, 본인은 알지 못하지만 칼슘이 섭취됐기 때문에 뼈가 자란 것입니다. 성장기 때는 칼슘 요구량이 많습니다. 미취학 아동의 일일 칼슘 섭취량을 보면, 1~3세까진 500~700mg, 4~8세까진 800~1,000mg을 섭취해 줘야 합니다.

아동	칼슘 요구량
1~3세	500~700mg
4~8세	800~1,000mg

남아의 경우엔, 초·중·고등학교를 다니는 동안 1,100mg에서 최대 1,300mg까지 섭취해 줘야 하고요.

남성	칼슘 요구량
9~13세	1,100~1,300mg
14~18세	1,100~1,300mg
19~30세	800~1,000mg

여아도 남자들과 마찬가지입니다. 필수 영양소인 탄수화물, 단백질, 지방을 제외하고는 이 정도 용량이 필요한 것들이 많지 않습니다.

여성	칼슘 요구량
9~13세	1,100~1,300mg
14~18세	1,100~1,300mg
19~30세	800~1,000mg

나이에 따라서 만 4세 미만에서 먹을 만한 것과 4세 이상에서 먹을 수 있는 것이 있습니다. 먼저 4세 미만에서 복용하는 칼슘과 비타민 D3 영양제를 알아보죠.

영양제 1개에 칼슘 110mg이 들어있습니다. 2개를 먹으면 220mg을 섭취하게 되죠.

아이들이 먹기 좋으라고 당분이 들어있긴 하지만 그리 많은 용량은 아닙니다. 한 번에 두 알씩 하루에 두 번 먹으면 됩니다. 3세까지는 하루 칼슘 요구량이 500mg이니 음식으로 섭취되는 것까지 하면 충분할 겁니다.

4세 이상 제품에는 마그네슘이 들어있고, 그보다 어릴 땐 마그네슘이 들어있지 않은 제품을 추천합니다. 4세 미만 아이들에게 마그네슘이 들어있는 제품을 추천하지 않는 이유는 설사를 유발할 수 있기 때문입니다.

4세 이상에서 복용하는 칼슘과 마그네슘, 비타민 D3를 살펴봅시다. 1개에 125mg의 칼슘이 들어있습니다. 250mg이라 쓰여있는데

Supplement Facts

Serving Size 2 Animal-Shaped Chewables   Servings Per Container 45

Amount Per Serving		% DV for Children <4 Years	% DV for Children 4+ Years
Calories	6		
Total Carbohydrate	1.5 g	<1	<1
Sugars	1.5 g		
Includes 1.5 g added sugars		3	3
Vitamin D₃ (as 200 IU cholecalciferol)	5 mcg	33	25
Calcium (as carbonate, citrate, malate)	250 mg	36	19
Magnesium (as oxide, bisglycinate chelate)	50 mg	63	12
Super Fruit and Veggie Blend	30 mg	*	*
(from wild blueberry, cranberry, prune, cherry, strawberry, grape, raspberry, bilberry, fig and date fruits, grape seed, raspberry seed, broccoli, broccoli sprouts, brussels sprouts, carrot, kale, onion, spinach, tomatoes)			

Percent Daily Values (DV) are based on a 2,000 calorie diet.
*Daily Value not established.

이건 2개 분량에 포함된 양입니다. 마그네슘과 비타민 D도 같이 들어있고요. 하루에 1,000mg의 칼슘을 섭취하려면 8개는 먹어줘야 합니다. 개수가 좀 많죠? 요구치가 증가하니 복용량도 늘어날 수밖에 없습니다.

4세 이상부터 학교 들어가기 전까진 하루에 6개, 초등학교에 입학한 후부터는 하루에 8개씩 먹으면 됩니다. 아침에 4개, 저녁에 4개씩 먹으면 됩니다. 먹어보면 맛있어서 또 찾는 그런 맛은 아닙니다. 약간 단맛이 나지만 사탕 같진 않고요. 4세 미만용 제품에 비해서 마그네슘이 더 첨가돼 있습니다. 마그네슘은 칼슘을 섭취할 때 꼭 필요한 미네랄이죠.

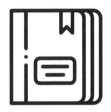

2장

1년만에
10cm 큰 비법

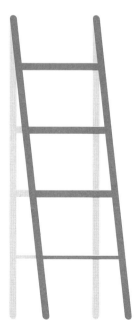

유전요인이 5cm, 환경요인이 5cm를 결정한다

"피는 못 속인다"라는 속담이 있죠. 유전이 얼마나 자손에게 영향을 미치는지 알 수 있는 말입니다. 가끔가다 제 키가 커서 저희 아이들 키가 큰 거 아니냐고 묻는 분들이 있더군요. 키가 유전에 의해서만 결정된다면 저희 아이들 모두가 커야 되는데, 1명만 크고 2명은 그렇지 않습니다. 내 안에 있는 유전자가 과연 내 키가 이만큼만 크도록 설계되어 있을까요? 그 이상은 무슨 짓을 해도 소용없는 절대적인 족쇄일까요?

보통 유전이라고 하면 세포 안에 있는 나선구조를 생각하죠. 내가 무엇을 해도 바꿀 수 없는 궁극의 운명 같은 것. 컴퓨터로 치면 cpu, 램, 그래픽카드 같은 본체라고 볼 수 있죠. 인간의 몸에선 눈동자의 색깔, 피부색, 머리 색깔은 정해진 틀 안에서 바뀔 수 없죠. 컴퓨터에도 윈도우(Windows) 같은 운영체계가 있듯이 유전자에도 소프트웨어적인 부분이 있습니다. 어떤 프로그램을 깔고 관리하느냐에 따라서 속도가 느려지고, 가끔 먹통이 되거나 다른 컴퓨터보다 더 빠른 속도를 낼 수 있죠. 사람으로 치면 '음식을 많이 먹으면 살이 잘 찐다' '운동하면 근육이 생긴다'와 같이 어떤 조건에 부합되면 발동하는, 유동적인 것들입니다.

그렇다면 키가 큰다는 것은 어떤 성향을 가지고 있을까요? 성장은 하드웨어적인 것과 소프트웨어적인 것, 2가지에 다 걸쳐있습니다.

나이에 따른 성장 속도를 알아봅시다. 먼저 태어난 직후에 가장 많이 자라고 10세 이후까지 점점 그 속도가 줄어들죠. 그러다가 사춘기 때 다시 성장 속도가 증가합니다. 보통 이때 키가 많이 크죠. 키 크는 속도가 빠르다는 건 그 시기에 키가 많이 큰다는 말입니다. 이 시기를 슬기롭게 지내야 최종 키가 더 클 수가 있고요. 보통 아이들이 밥을 잘 안 먹어서 부모님들이 걱정하는 시기인 영유아기가 키 크는 데 많은 영향을 미칩니다. 이때 골고루 음식을 먹도록 해야 하고요, 필요하다면 영양제를 먹이는 것도 좋습니다.

코로나19 이후로 집에서 식사를 많이 하죠. 하루에 3번 먹는 식단을 한번 적어보세요. 늘 새롭고, 영양분 구성을 다양하게 해서 음식을 장만하시나요? 아마 대부분의 가정에서 그렇게 하긴 힘들 겁니다.

또한 가정마다 식단은 다 다를 겁니다. 무의식중에 음식을 선택하고 식사를 준비하지만, 영향을 가장 많이 미치는 건 부모의 입맛입니다. 아빠와 엄마가 좋아하는 음식들이 그대로 아이에게 이어집니다. 그렇지 않다면 아이가 먹고 싶은 음식 위주로 줄 때도 많고요. 이런 음식들이 성장하는 데 필요한 영양소를 제대로 포함하고 있다면 별 문제가 되지 않습니다. 하지만 한쪽으로 치우치거나 꼭 필요한 영양소를 섭취하지 못할 땐, 오랜 기간 누적되면서 성장을 방해하게 되죠.

유전자를 극복하는 방법에 식단만큼 중요한 것은 없습니다. 저희 집엔 남자아이만 셋이 있습니다. 첫째는 입맛이 저랑 똑같고요. 둘째와 셋째는 전혀 다릅니다. 그래서인지 첫째는 중학생인데 저보다 키가 크고 밑에 애들은 그리 크지 않습니다. 작은 애들이 먹는 것을 보면 특정 음식에 편중되어 있고 잘 안 먹는 음식이 많습니다. 셋째 같은 경우엔 최근까지 밥 위에 계란 볶은 거 올려놓은 계란밥만 먹었고요. 김치도 잘 안 먹었습니다. 그 외엔 과자나 피자, 음료수만 찾습니다. 그러니 먹고 싶은 것만 먹게 놔두면 필요한 영양소가 부족할 수밖에 없습니다. 칼슘 같은 미네랄과 단백질은 키 크는 데 절대적으로 중요한 성분이죠. 그나마 우유는 잘 마시고, 고기도 잘 먹는 편이라 다행이었습니다.

모든 집이 상황이 같진 않을 겁니다. 특정 음식만 주로 먹는데, 우유도 마시지 않고 고기도 안 먹는다면 부족한 영양소는 어디서 얻을 수 있을까요. 유전자를 극복한다는 게 어마어마한 일을 하는 게 아닙니다. 성장에 꼭 필요한 영양소들을 놓치지 않고 챙기는 걸 말하는 거죠. 그 일은 먹는 것으로 실행해야 하는 거고요.

키 크는 데 중요한 3가지 요소가 있습니다. 먹는 것, 자는 것, 운동하는 것. 이 중에서 가장 중요한 건 먹는 것이고요, 두 번째는 자는 것이죠. 먹는 것은 식단을 통해서 변화할 수 있습니다. 좋아하는 음식 위주로 먹고 싶은 게 사람이지만, 좋아하는 것과 필요한 것이 꼭 일치하진 않죠. 일주일치 식단표를 작성해 보세요. 기존의 먹는 것을 작성한 후 부족한 부분을 보충해 줘야 합니다. 막연히 생각하는 것과 표를 작성해서 보는 것은 큰 차이가 있을 겁니다.

잠자는 것 또한 마찬가지입니다. 늦게 자는 것이 성장에 도움이 되지 않는다는 걸 알아도 잘 지키지 못하는 사람들이 많습니다. 하루하루 따지면 얼마 안 되어 보일지 몰라도 몇 달, 몇 년 동안 누적되다 보면 성장할 수 있는 시간을 많이 잃게 됩니다. 뼈는 자고 있는 시간에만 자라거든요. 잠자리에 드는 시간을 항상 일정하게 유지하도록 하세요. 습관이 돼서 그 시간이 되면 자러 갈 수 있도록 말이죠.

사춘기가
키 성장의 핵심이다

　초등학교 고학년에서 중학교로 넘어갈 때쯤 되면 아이들이 조금씩 달라지더군요. 제가 딸이 없어서 여자아이들은 좀 더 일찍 시작된다는 이야기만 들었습니다. 남자아이들보다 섬세하고 복잡하다고 하더라고요. 사춘기가 왔다는 건 신체의 변화보다 이전과 다른 행동으로 알 수 있었습니다. 어렸을 땐 말이 많았는데 이젠 들을 수 있는 말이 '싫어요'밖에 없네요. 그렇게 엄마, 아빠를 찾아댔었는데 어느 순간 뚝 하고 끊기게 됩니다. 엄마는 찾는데, 아빠는 거의 안 찾더군요. 뭐 사고 싶은 거 있을 때만 빼고요.

　사람마다 조금씩 차이가 있지만, 여자아이들은 보통 11~12세 사이에 사춘기가 시작됩니다. 13~15세쯤 절정을 이루고, 17~18살 사이에 끝나죠. 남자아이들은 12~13세 사이에 시작되고, 14~16세쯤 절정을 이룬 다음 17~19세 사이에 끝납니다. 키가 잘 자라다가 성장 속도가 줄어드는 시기가 있는데, 보통 사춘기에 접어들기 전에 이런 현상이 나타납니다. 이뿐만 아니라 남아냐 여아냐, 빨리 오냐 늦게 오냐에 따라서 최종 키에 많은 영향을 미치기도 합니다. 사춘기는 키 크는 데도 매우 중요합니다.

사춘기 또는 이차성징은, 육체적·정신적으로 어린이에서 성인이 되는 시기죠. 이 기간 동안 몸과 마음에 큰 변화가 일어나고요. 정신적으로 예민해서 사소한 일에도 쉽게 짜증을 내곤 하죠. 그래서 사춘기에는 부모와 마찰을 겪는 경우가 많습니다.

남아는 사춘기가 되면 고환과 음경이 커지고, 멜라닌에 의해서 생식기 색이 거뭇해집니다. 목 속에 있는 성대가 커지고, 키가 급격하게 자라죠. 수염이 나고, 근육이 발달합니다. 여아는 가슴이 봉긋해지고, 월경을 시작합니다.

발이 크니까 키가 클 거란 말, 들어보셨나요? 그건 이 시기에 손과 발이 가장 먼저 자라기 때문입니다. 그래서 팔과 다리가 따라잡을 때까지 어색한 모습을 보일 수도 있습니다. 그다음에 남아는 어깨가, 여아는 엉덩이가 더 넓어지고 몸통의 길이가 늘어납니다. 얼굴 뼈, 특히 아래턱이 자라면서 외모에 가장 뚜렷한 변화를 가져오죠.

만 2~3세 이후엔 평균적으로 1년에 키는 약 5cm 정도 크고, 몸무게는 약 2kg씩 늘어나죠. 사춘기에는 성장 속도가 이전의 2배가 됩니다. 남아는 12개월간 10cm 정도씩 자라서 키 성장이 끝날 때까지 33~35cm 정도가 자라고, 몸무게는 3~4년간 18kg 정도 늘게 되죠. 여아는 월경이 시작되기 직전 6~12개월간 7cm 정도 자라고요. 이것을 포함하여 키는 25cm 정도, 몸무게는 11kg 가까이 늘게 됩니다.

사춘기가 빨리 오냐 늦게 오냐가 최종 키에 영향을 미칠 수 있습니다. 이는 남아의 경우와 여아의 경우가 다르고, 이에 관해 연구한 논문도 있습니다. 이 논문은 1,313명의 아이들을 18세가 될 때까지 연구한 것이고, 연구 대상 1,313명 중 여아는 660명, 남아는 653명 이었습니다. 연구 결과에 따르면, 여아는 초경과 가슴 발달, 사춘기 급성장이 빨리 온 경우 최종 키가 작았고 남아의 경우 반대였습니다. 사춘기가 일찍 왔을 때가 최종 키가 더 컸던 거죠.

다시 말해 여아의 경우 사춘기가 천천히 와야 키가 크고, 남아의 경우는 사춘기가 빨리 올수록 키가 큰다는 이야기입니다. 여기서 잠깐! 빨리 오고, 늦게 온다는 말은 정상적인 범위 안에서입니다. 여아는 보통 11~12세쯤 시작하고 남아는 12~13세쯤 시작하는데, 이 범위를 벗어나서 오면 완전히 다른 결과가 나옵니다.

대표적인 게 '성조숙증'과 '사춘기 지연'입니다. 성조숙증은 남아의 경우 만 9세 이전에 고환이 커지는 증상이 나타나는 것이고요. 여아의 경우엔 만 8세 이전에 유방이 발달하는 증상이 나타나는 것입니다. 성조숙증은 여아에게 더 흔하게 나타나죠. 사춘기 지연은 여아는 12세, 남아는 14세가 지나도록 유방 혹은 고환이 발달하지 않거나 성적 성숙이 진행되지 않는 상태를 말합니다. 이 2가지 증상 때문에 성인이 되었을 때 최종 키가 작을 수 있으니 만약 아이가 여기에 해당된다면 병원에 꼭 가봐야 합니다.

사춘기가 끝난 직후부터는 남아와 여아 모두 성장이 현저히 느려집니다. 이때가 되면 거의 자신의 성인 키에 도달하며, 성장이 끝나면 대부분의 청소년은 기껏해야 2~5cm밖에 더 자라지 않습니다. 사춘기 성장이 끝났는지 확인하려면 병원에 가서 검사해 보면 됩니다. 또래 친구들보다 신체적으로 조금 더 발달하였거나 덜 발달했다고 해서 걱정할 필요는 없습니다. 하지만 같은 나이의 아이들에 비해 신체적 발달 정도의 차이가 크다면, 의학적 문제가 없는지 확인하기 위해 병원을 방문해야 합니다.

배가 고파야
성장호르몬이 나온다

앞서 여러 번 말씀드렸듯이 먹는 것은 굉장히 중요합니다. 과거에 비해서 평균 신장이 점점 커지고 있죠? 꽤 오래전으로 거슬러 올라가 봅시다. 교통수단이 발달하지 않았을 땐 대부분 걸어 다녔을 겁니다. 현대인들보다 훨씬 운동량이 많았겠죠. 요즘처럼 밤늦게까지 텔레비전이나 스마트폰을 할 수 없으니 일찍 잠자리에 들었을 겁니다. 이렇듯 수면이나 운동적인 면에선 현대인들보다 키 크는 데 훨씬 더 나은 환경이라 할 수 있습니다. 하지만 평균 키는 지금보다 훨씬 더 작았습니다. 현재도 북한과 같이 식량 공급이 부족한 나라는 평균 신장이 작은 편이고요.

그렇다면 유전을 제외한 후천적인 영향을 받는 부분에선 먹는 것이 가장 중요하다고 볼 수 있습니다. 우리의 유전자가 몇백 년, 몇천

년 사이에 크게 변화하진 않았을 테니까요. 유전자에 프로그램된 내용에 따라 영양분이 충분히 공급되고 잠도 잘 자고, 적당한 운동을 하면 키가 크게 되어있는 겁니다. 이외에도 먹는 것이 키가 크는 데 중요하다는 건 호르몬 분비를 통해서도 알 수 있습니다.

성장호르몬을 봅시다. 키가 클 때 가장 중요한 건 호르몬이죠. 뼈뿐만 아니라 장기와 피부, 온몸을 자라게 하는 기능을 갖고 있습니다. 이 성장호르몬이 직접적으로 작용하기 위해선 IGF-1[1]이란 형태로 변형이 돼야 합니다. 이 IGF-1은 성장호르몬에서 전환되기도 하고, 뼈끝 성장판에서 분비되기도 하죠. 그러니 키 크는 데 무척 중요한 호르몬이라고 할 수 있습니다. IGF-1을 분비시키도록 자극하는 호르몬이 몇 가지 있습니다. 그중에서도 '렙틴'이란 호르몬이 이 IGF-1이 분비되도록 자극하죠. 렙틴은 우리가 음식을 먹고 배가 부를 때 장에서 분비되는 호르몬입니다. 이 렙틴이 IGF-1의 분비를 촉진시킵니다.

다시 말해 밥을 먹은 뒤 뇌에서 배가 부르다고 느끼게 하는 호르몬이, 키가 자라게 하는 호르몬을 분비시키게 한다는 겁니다. 음식을 먹을 때 포만감을 느낄 정도로 먹는 게 핵심입니다. 여기서 아무

---

1 인슐린유사성장인자라고 하며, 인슐린과 비슷한 분자 구조를 가진 호르몬이다. 이 호르몬은 소아 성장에 중요한 역할을 할 뿐만 아니라 성인이 되어서도 계속 작용하여 신체 유지 효과를 나타낸다.

성장호르몬이 작용하는 과정

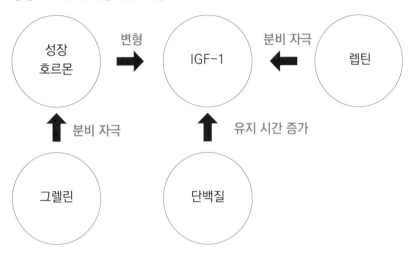

거나 막 먹느냐? 그건 아닙니다. 먹을 것 중엔 우리의 포만감을 방해하는 것들이 있죠. 주로 인스턴트 음식들과 탄산음료류입니다. 탄수화물이 많이 포함된 음식도 마찬가지입니다.

키카 크기 위해서는 몸 안에서 IGF-1이 분비된 후 오래 유지되어야 합니다. 이 역할을 아미노산, 즉 단백질이 하게 됩니다. 아르기닌 같은 것이 대표적이죠. 식사를 할 때 육류를 같이 먹어줘야 하는 이유입니다.

밥 먹은 지 30분도 안 됐는데, 또 배고프다고 할 때가 있죠? 아이들이 왜 이렇게 많이 먹는지 의아해지는 순간입니다. 하지만 여기엔 다 이유가 있습니다. 성장기를 지나다 보면 키가 클 때 나타나는 징조가 있습니다. 키가 크는 덴 성장호르몬뿐 아니라 여러 호르몬이 작용을 합니다. 특히 식욕에 관련된 호르몬의 영향이 크죠. 그중에서도 대표적인 호르몬이 있는데요, 바로 '그렐린'이란 호르몬입니다. 그렘린 아니고, 그렐린입니다. 그렐린은 소화기관인 위와 관련된 호르몬입니다. 키가 크는 덴 먹는 것이 중요하기 때문이죠.

그렐린이란 무엇일까요? 이 호르몬은 위가 작아졌을 때 분비됩니다. 위가 줄어들어 배고프다는 신호를 내보내는 호르몬이죠. 이 호르몬이 뇌에 작용을 하면, 뇌가 인식을 하고 배가 고프다는 생각이 드는 겁니다. 이때 성장호르몬이 같이 분비됩니다. 다시 말해 배가 고파지면 성장호르몬이 분비되는 거죠. 분비된 성장호르몬은 혈류를 타고 간으로 와서 인슐린에 의해서 IGF-1으로 변형됩니다. IGF-1은 키 성장에 작용을 하고요. 배가 부르게 되면, 즉 위가 팽창하게 되면 그렐린의 분비가 줄어듭니다. 우리의 뇌는 더 이상 배고픔을 느끼지 않게 되고요. 음식을 먹으면 인슐린이 분비되고, 그렇게 되면 뇌에서 성장호르몬 분비가 줄어듭니다.

다시 이해하기 쉽게 정리해 보겠습니다. 위에 음식물이 없어서 위가 작아지면, 배고픔을 느끼게 하는 호르몬인 그렐린이 분비됩니다. 배고픔을 느끼게 하기도 하고, 성장호르몬 분비를 자극하기도 하는 호르몬이죠. 그러니까 배고플 때 성장호르몬이 많이 분비되는 겁니다. 그렇다면 여기서 이런 생각이 들 수도 있습니다. '먹을 걸 계속 안 먹어서 그렐린 분비를 지속시키면 성장호르몬이 계속 나오겠네? 그럼 쫄쫄 굶으면 키가 쭉쭉 크겠군' 하고요. 하지만 우리 몸은 그리 단순하지 않습니다.

그렐린이 분비되는 동안 성장호르몬 분비가 증가되는 건 맞습니다. 그러나 미국 캘리포니아 UC 데이비스 아동병원의 이안 그리핀(Ian Griffin) 의사의 연구에 따르면, 간으로 이동된 성장호르몬은 영양분이 충분하지 않으면 IGF-1으로 변형되지 않습니다. 즉 몸의 영양이 불균형한 상태가 되면 성장호르몬 수치는 높아지지만 IGF-1의 수치는 높아지지 않는다는 이야기죠. 키 성장에 직접적으로 작용하는 건 바로 IGF-1이기 때문에 IGF-1이 생성되지 않는다면 키가 클 수 없다는 겁니다.

조금 복잡하죠? 이거 먹으란 이야기야, 먹지 말라는 이야기야. 하는 생각이 드실 겁니다. 아무리 유익한 정보라도 써먹을 수 있어야 도움이 됩니다. 그러니 이 그렐린이란 호르몬을 잘 이용해서 키가 크는 방법을 알려드리겠습니다.

먼저, 정말 위가 줄어서 나온 그렐린에 의한 배고픔인지 알아야 합니다. 배고픔에도 진짜가 있고 가짜가 있습니다. 위에 내용물이 없어서 위가 줄어든 건 진짜 배고픔입니다. 그렇다면 가짜 배고픔은 뭘까요? 우리가 음식을 먹었습니다. 그럼 인슐린이 분비되겠죠? 그런데 이게 기계처럼 정확하지 않습니다. 약간 과하게 분비가 되죠. 인슐린에 의해서 혈당이 저하됩니다. 필요 이상으로 저하되다 보면 순간적으로 저혈당이 오게 됩니다. 이걸 '반응성 저혈당'이라 부르는데, 이때도 배고픔을 느낄 수 있습니다. 밥 먹고 얼마 지나지 않았을 때 달달한 게 당기는 순간이 있는데, 바로 이것 때문이죠. 가짜 배고픔은 주로 탄수화물을 섭취했을 때 많이 나타나는데요, 이땐 위가 꽉 차있는 상태이기 때문에 더 먹으면 안 됩니다.

위염이 있거나 스트레스 상태일 땐 배고픔을 제대로 느끼지 못합니다. 복통이나 설사가 자주 있을 때도 그렇고요. 이러한 증상은 질환이나 영양소 부족으로 인한 것일 수 있으니 진료를 받아봐야 합니다. 위가 줄어들면서 나오는 그렐린의 배고픔일 땐 어떻게 해야 할까요? 우선 세끼를 잘 먹는 게 중요합니다. 지금 배고픔을 느끼는 건 키가 크기 위한 영양소를 축적하는 단계라고 보면 됩니다. 잘 먹는다면 잘 먹이세요. 성장기에서도 이 시기는 그리 길지 않습니다. 잘 안 먹던 아이들도 이 시기엔 잘 먹습니다. 이때 잘 먹는 게 중요합니다.

탄수화물보단 단백질 위주의 음식을 많이 먹도록 하세요. 채소류도 같이 먹으면 좋고요. 이런 것들이 앞으로 키가 클 수 있는 재료가 될 겁니다. 그렇다면 도대체 언제 그렐린을 이용해 성장호르몬을 분비시킬 수 있을까요? 바로 잠잘 때입니다. 웬만하면 저녁은 일찍 먹고 야식은 안 먹는 게 좋습니다. 이런 방법으로 수면 중 성장호르몬 분비를 최대로 늘릴 수 있습니다.

쑥쑥 자라기 위해서
반드시 먹어야 하는 음식

3살 더 많은 둘째가 셋째와 키가 얼마 차이 나지 않는다는 것을 우연히 깨달은 적이 있습니다. 첫째는 알아서 잘 크고 있고, 셋째는 아직 급성장기가 오기 전인데, 한창 성장해야 할 둘째가 유독 작았습니다. 나머지 아이들과 둘째의 차이점을 곰곰이 생각해 봤습니다. 같은 집에 사니 크게 다를 게 없으니까요. 하지만 결정적으로 형제들과 다른 게 있었습니다. 바로 먹는 것에 차이가 있더군요. 둘째는 여러 음식에 알레르기가 있어서 가려 먹는 게 많았습니다. 햄이랑 피자 같은 음식들만 먹다 보니 위로 안 크고 옆으로 크는 겁니다.

음식을 많이 가려 먹으면, 키 크는 데 꼭 필요한 것들을 놓칠 수 있습니다. 키는 유전적 영향이 크지만, 필요한 영양소들을 제대로 섭취하지 않으면 유전도 소용이 없습니다. 이 요소들이 없으면 아예 키가 안 크는 거죠.

키 크는 데 꼭 필요한 무기질 영양소를 2가지로 나누어서 이야기해 보겠습니다. 첫 번째로 키 크는 데 중요한 역할을 하는 건 아연입니다. 아연은 우리 몸에 철분 다음으로 많은 미네랄 성분이죠. 5세가 되기 전에 아연을 먹으면 성장에 좋다는 연구 결과가 있습니다. 정확히는 2세 이후부터 먹이는 겁니다. 물론 아연 섭취가 부족할 때 말이죠.

아연의 기능을 살펴보겠습니다. 아연은 300개의 효소에 영향을 미칩니다. 면역반응을 강하게 하고, 단백질합성에 관여합니다. 또한 DNA 합성, 상처 회복, 성장 발달에 관여하고 염증을 줄이는 역할을 함으로써 여드름 완화에 도움이 됩니다.

아연이 부족하면 성장하기 힘듭니다. 유전적으로 물려받은 키보다 더 작아질 수 있는 거죠. 피부에 발진이 생기거나 설사가 멈추지 않거나 상처가 잘 회복되지 않는다면 아연 부족을 의심해 봐야 합니다. 그리고 행동장애에도 영향을 미칩니다. 꼭 필요하다고 많이 먹으면 오심, 구토, 식욕감퇴, 설사, 복통, 두통, 면역기능이 오히려 떨어질 수 있습니다. 또한 다른 영양소의 흡수를 방해할 수도 있고요.

아연이 풍부한 음식으론 굴, 청어, 밀기울^(밀에서 가루를 뺀 찌꺼기), 호박씨, 삶은 게, 새우, 닭고기, 돼지고기, 칠면조, 빨간 살코기, 동물

키 성장에 중요한 아연이 풍부한 음식

① 굴   ② 닭고기   ③ 새우

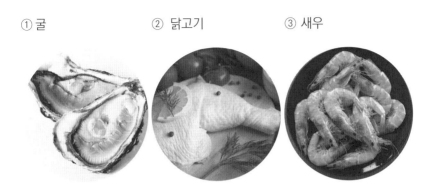

간, 계란, 치즈 등이 있습니다. 아연이 풍부한 음식 중에는 잘 안 먹는 것들이 많죠. 섭취 적정량은 성인 남성이 일일 10mg, 여성이 8mg입니다. 커피는 아연의 흡수를 50% 감소시키니 키 클 때 마시면 별로 좋지 않습니다. 아연이 제일 많이 들어 있는 굴을 기준으로, 3~4개 정도는 먹어야 일일 섭취 적정량을 채울 수 있습니다.

두 번째로는 칼슘, 마그네슘, 구리, 철입니다. 2017년 중국에서 연구한 논문이 있습니다. 아연이 키 성장에 관여한다는 내용으로, 아연은 칼슘, 마그네슘, 구리, 철의 혈중농도에 영향을 받는다는 내용입니다. 철은 헤모글로빈의 주성분이고, 철이 부족할 시엔 빈혈이 옵니다. 칼슘과 인은 뼈 성장에 많은 영향을 미칩니다. 칼슘은 뼈를

키 성장에 중요한 칼슘이 풍부한 음식

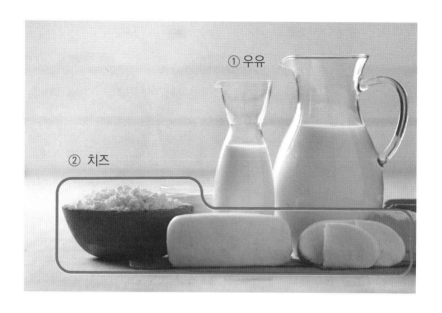

강하게 만드는 필수 요소죠. 우유, 치즈, 버터에 많이 들어있습니다. 나이에 따른 칼슘 요구치를 보면 1~5세 500mg, 5~10세 800mg, 10~20세 1,300mg, 20~50세 1,000~1,200mg입니다. 성장기의 아이들은 우유 두 잔이면 칼슘을 충족시킬 수 있습니다. 칼슘은 치즈, 정어리, 요구르트, 콩 등에도 들어있습니다.

 칼슘 혼자선 충분하지 않습니다. 그래서 인이 필요하죠. 인은 비타민 B$_2$가 흡수되게 도와줍니다. 인이 없으면 골다공증이 올 수 있

키 성장에 중요한 인이 풍부한 음식

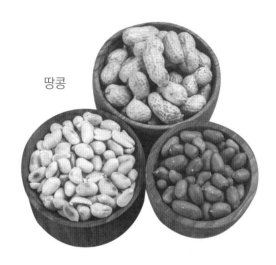

땅콩

고, 땅콩, 콩, 생선에 많이 들어있습니다. 이것들도 알레르기를 유발하는 음식들인데, 일반적으로 애들이 잘 안 먹는 음식 중에 하나네요. 음식이 부족해서 키가 자라지 않는 게 아니라 골고루 먹지 않아서 영양불균형이 생기는 겁니다. 키가 안 큰다면 이런 점을 다시 한 번 살펴보시기 바랍니다.

예전 중세 유럽엔 연금술사가 있었습니다. 마법사 같은 사람들이죠. 이 사람들은 철이나 구리 같은 금속으로 금을 만드는 연구를 했답니다. 그러기 위해서 꼭 필요한 게 있는데요, 바로 '현자의 돌'이라는 것입니다. '현자의 돌'은 소설 원작의 〈해리포터〉 시리즈와 일본 애니메이션 〈강철의 연금술사〉에도 나오죠. 금속을 금으로 만드는 건 하위 연금술사들의 목표이고, 상위 연금술사들은 이 현자의 돌을 이용해서 불로장생을 이루는 게 목표였습니다. 게다가 인간을 만드는 데 도전하기도 했답니다.

이게 무슨 소리냐면, 인체에 있는 성분인 칼슘, 철, 단백질, 지방, 수분 같은 재료들을 모아놓고 혼합하여 사람을 만든다는 거죠. 물론 소설책에서나 나올 법한 이야기입니다. 단순히 재료만 섞어놓는다고 그게 사람이 될 리가 있겠습니까? 그런데 말이죠. 키가 크기 위해선 뼈가 자라야 됩니다. 그 뼈가 자라기 위해선 재료인 칼슘이 필요하고요. 우리의 소화기관은 입부터 항문까지입니다. 이 부위는 외부와 접촉해서 영양분을 흡수하는 구역인 거죠. 칼슘이 들어왔을 때 소화기관에서 흡수되고 뼈로 제대로 가야만 키가 클 수 있는 겁니다. 그러기 위해선 우리 몸에도 현자의 돌 같은 능력이 필요한 거죠.

인체가 정말 신비한 건, 우리의 몸 안에는 벌써 이런 기능들이 다 있다는 겁니다. 다만 재료가 부족하면 그 기능을 제대로 수행하지 못해서 칼슘이 뼈로 못 가고 키가 못 크는 거죠.

칼슘은 혼자서 흡수되지 않습니다. 비타민 D와 마그네슘이 필요하죠. 칼슘은 뼈와 치아를 구성하는 중요한 미네랄이지만, 한국인이 가장 부족하게 섭취하고 있는 영양소이기도 합니다. 국민건강영양조사에 따르면 칼슘은 남성 69%, 여성 56%만 권장량(성인 기준 700~800mg)을 섭취하고 있다고 합니다. 칼슘의 주요 공급 식품인 우유의 섭취량이 적고, 칼슘을 소변으로 배출시키는 나트륨을 과잉 섭취해 칼슘이 부족한 사람이 많은 거죠.

키 클 때는 칼슘이 중요합니다. 무조건 많이 먹어야 몸에 흡수돼서 뼈로 갈 것 같죠? 하지만 그렇지 않습니다. 칼슘이 흡수되기 위해선 2가지가 필요한데요, 바로 마그네슘과 비타민 D입니다. 칼슘만 과도하게 보충하면 체내 마그네슘이 부족해질 수 있습니다. 칼슘 흡수에 마그네슘이 소모되기 때문이죠. 이상적인 칼슘과 마그네슘의 섭취 비율은 2:1입니다. 예를 들어 하루 1,200mg의 칼슘을 먹는 사람은 600mg 정도의 마그네슘을 같이 먹어야 합니다. 특히 지방과 당분을 많이 먹는 사람이라면 마그네슘을 더 많이 보충해야 합니다.

비타민 D 또한 칼슘 흡수를 위해 꼭 필요한데요. 비타민 D는 햇볕을 쬐서 피부에서 합성합니다. 하지만 실내 생활이 많고 자외선 차단제의 사용이 일반화되며 비타민 D 부족 현상이 나타나고 있죠. 하루에 20~30분 정도만 햇볕을 쬐면 충분한데 말이죠. 그렇지 않을 경우엔 영양제로 보충해야 합니다. 비타민 D 일일 복용량에 대해

칼슘이 키 성장에 작용하는 과정

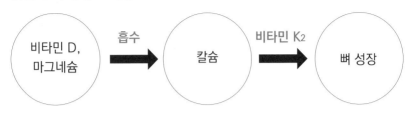

선 기준이 다양합니다. 미국 국립의학회는 비타민 혈중농도 20ng/mL 이상을 정상으로 보며, 하루에 600IU^(비타민 D 용량)를 섭취할 것을 권장하고 있습니다. 미국 내분비학회는 30ng/mL 이상이면 정상으로 보고, 매일 1,500~2,000IU 정도의 비타민 D 섭취를 권장합니다. 미국비타민D협회는 50ng/mL까지 끌어올려야 한다고 강조하고, 5,000IU까지 섭취할 것을 제안하기도 합니다. 하지만 이건 너무 많은 것 같군요.

우리 몸 안에 이제 칼슘이 들어왔습니다. 칼슘은 몸 안에서 여러 작용을 하죠. 그중에 하나가 뼈로 이동해서 뼈 길이를 늘이는 역할입니다. 그런데 이게 저절로 알아서 뼈로 갈까요? 그렇지 않습니다. 물건을 실은 기차는 선로를 따라가다가 노선을 바꾸죠. 이렇듯 몸 안에 들어온 칼슘도 뼈로 가는 것과 다른 곳으로 가는 것으로 노선을 정해줍니다. 그런 역할을 비타민 K2가 합니다. 칼슘이 뼈로 가지 않고 혈관이나 다른 조직에 침착될 수도 있으니까요.

비타민 K는 K1과 K2가 있습니다. K1은 주로 혈액응고에 관여하고, K2가 뼈에 관여합니다. 비타민 K2는 MGP[2]와 오스테오칼신(osteocalcin)을 컨트롤합니다. MGP라는 단백질은 칼슘이 혈관에 침착되어 석회화되는 것을 막아줍니다. 뼈 이외의 부분에 과도하게 칼슘이 가는 건 좋지 않겠죠.

오스테오칼신은 뼈에서 분비되는 호르몬입니다. 이 호르몬은 칼슘이 뼈로 가게 하는 역할을 하는데요. 이외에도 키가 자라기 위한 중요한 호르몬입니다. 또한 오스테오칼신은 췌장세포를 증식시켜 인슐린 분비를 증가시키는 역할을 합니다. 이게 정말 중요한 부분입니다. 흔히 키가 자랄 때 가장 중요한 역할을 하는 호르몬으로 성장호르몬을 생각하죠? 그런데 이 성장호르몬이 바로 키가 크는 데 작용을 하냐? 그건 아닙니다. 앞서 말했듯 IGF-1이란 형태로 변형이 돼야 성장을 하는데, 성장호르몬을 IGF-1으로 변형시키는 게 바로 인슐린입니다. 이 인슐린은 췌장에서 나오고요.

살짝 복잡하죠? 예를 들어 설명해 볼게요. 성장호르몬은 잘 나오는데 키가 안 클 수 있습니다. 이건 성장호르몬이 IGF-1으로 변형

---

2 '매트릭스 글라 프로틴'이라는 단백질. 혈관벽에 침착된 칼슘을 녹여서 뼈로 다시 넣어주는 역할을 한다.

되지 않기 때문이죠. 그렇다면 왜 안 될까요? 여러 이유가 있겠지만 인슐린 분비가 충분히 안 되기 때문일 수도 있습니다. 그러니까 이 오스테오칼신은 칼슘이 뼈로 가게 만드는 일뿐만 아니라, 췌장세포를 증식시켜 인슐린 분비를 더 많이 하게 만드는 호르몬이란 거죠. 이게 키 크는 데 중요한 역할을 하는 거고요.

비타민 K2는 하루에 100~200µg이 필요합니다. 아주 적은 양이죠. 음식을 통해서 섭취할 수 있는 양입니다. 비타민 K2가 가장 많이 들어있는 음식은 낫토입니다. 낫토는 콩을 발효시킨 음식이죠. 하루에 필요한 비타민 K2를 낫토로 보충하려면 10g 조금 넘게 먹으면 됩니다. 치즈로 채우려면 200g 정도 먹어줘야 하고요. 우유로 보충하려면 5L 넘게 먹어야 합니다. 비타민 K2를 공급하는 데에는 콩으로 발효시킨 음식이 최선이죠.

그럼 이제 앞서 다룬 내용들을 정리해 봅시다.

① 칼슘 흡수를 위해서는 마그네슘과 비타민 D가 필요합니다.
   칼슘과 마그네슘 비율은 2:1이 좋습니다.

② 흡수한 칼슘을 뼈로 가게 하기 위해서는 비타민 K2가 필요합니다.
   비타민 K2가 풍부한 음식은 낫토 같은 콩 발효 음식입니다.

우유 없이
키를 논하지 말라

키 크는 데 중요한 영양소들과 무기질들이 있는데, 우유엔 몸에 좋은 단백질, 비타민, 미네랄, 칼슘 그리고 IGF-1이 들어있습니다. 우유는 일상에서 쉽게 구할 수 있으니 다른 재료들을 찾아서 먹는 것보다 훨씬 도움이 됩니다. 하지만 우유 같은 경우 복통과 설사로 인해 생각보다 못 먹는 사람이 많습니다. 이는 몸 안의 분해효소 때문입니다.

'유당불내증'이라고 들어보셨나요? 우유에 들어있는 당을 유당이라고 합니다. 유당은 소장에서 분해효소에 의해 포도당과 같이 갈락토스(galactose)로 분해되고, 혈액으로 흡수됩니다. 그런데 유당분해효소가 없으면 소화되지 못하고 대장으로 넘어갑니다. 대장에 있는 장내 미생물은 유당을 발효시키죠. 그 결과 가스가 나오고 발효된 유당은 물을 끌어들여 설사를 유발합니다. 우유를 마시면 배가 아프고 방귀가 나오고 불편한 건 이런 이유 때문입니다. 선천적으로 분해효소가 없는 사람을 제외하고는 누구나 태어날 때부터 유당을 분해할 수 있습니다. 유전자에 들어있기 때문이죠. 선천적으로 분해효소가 없는 사람은 그리 많지 않습니다. 아기 때 모유를 먹기 때문에 우유를 흡수하는 능력이 필요한 거죠. 그러다가 점차 모유를 먹지 않게 되면서 이 분해 능력이 떨어지게 됩니다. 인간의 몸은 쓰지 않는 기능이 퇴화되게끔 설계되어 있기 때문입니다. 그래서 어른이 되었을 때 우유를 먹으면 복통이 오고 설사하는 사람들이 늘어나는 겁니다.

이탈리아 로마의 가톨릭대학교 의과대학에서 진행한 연구에 따르면, 유당불내증은 전 세계적으로 75%나 된다고 합니다. 선천적인 것도 있지만 대부분 후천적으로 온 것이죠. 이 연구는 성인 기준이기 때문에 청소년들은 이보다 낮을 겁니다. 하지만 동양인 중에는 더 많습니다.

키가 다 자란 어른이라면 우유를 먹지 않아도 별 문제가 되지 않습니다. 하지만 한창 성장기의 청소년은 우유를 포기하면 키 크는 데 좋지 않습니다. 나에게 필요한 성분들을 효율적으로 흡수하기에는 이로 씹어 먹는 음식들로는 부족합니다. 씹고 소화하는 과정에서 영양분의 손실이 많기 때문이죠. 하지만 액체로 되어있는 우유는,

우리가 필요한 성분들을 쉽게 소화시킬 수 있으므로 성장에 꼭 필요합니다.

청소년기에 우유를 섭취하지 않으면 키에 어떤 영향을 미치는가에 대한 연구가 있습니다. 2017년 캐나다 소아의학과 및 영양과학부가 5,034명의 청소년을 대상으로 연구한 논문인데요, 우유를 섭취하지 않고 다른 음료를 먹은 아이들의 경우 평균적으로 키가 더 작다는 결과가 나왔습니다. 우유를 못 먹어서 두유나 요구르트를 먹이는 경우도 있습니다. 물론 두유나 요구르트도 몸에 좋긴 하지만, 우유를 대체할 순 없습니다.

이제 우유를 못 먹는 경우에 먹을 수 있게 하는 방법을 알려드리겠습니다. 우유를 못 먹는 경우를 2가지로 나누면, 첫 번째는 먹기는 하지만 먹으면 설사와 복통이 오는 경우이고, 두 번째는 우유의 비린 맛 때문에 못 먹는 경우입니다.

첫 번째, 우유를 먹으면 설사하는 이유는 체내에 유당분해효소가 적기 때문입니다. 이 효소는 우유를 안 먹으면 줄어들게 됩니다. 하지만 우유를 먹을수록 점차 증가하죠. 여기에 속하는 아이들은 일단 체온과 비슷한 온도로 데운 우유를 소량 먹이면 됩니다. 설사하지 않을 정도로만 먹는 거죠. 그리고 점차 양을 늘려가면서 몸 안에 유당분해효소가 증가하게끔 하는 겁니다. 그러면 먹는 양을 늘려갈 수 있습니다. 시중에 락토프리 우유를 파는데, 이 우유는 유당이 들어있지 않은 우유입니다. 유당이 없다니까 우유에 당이 하나도 없는 것으로 오해할 수 있겠지만, 우유의 성분표를 자세히 보면 당류 함량이 다르지 않습니다. 200cc당 10g 정도입니다. 유당이 없는데 도대체 어떤 당이 포함되어 있는 걸까요? 바로 포도당과 갈락토스입니다. 유당 없는 우유는 유당을 제거한 것이 아니고요. 공장에서 우유를 가공할 때 유당분해효소를 투입합니다. 유당을 미리 포도당과 갈락토스로 만들어 놓은 우유인 거죠. 우리 장에서 해야 할 일을 미리 해놓은 겁니다. 그래서 유당은 없지만 당은 고스란히 존재하죠.

락토프리 우유는 유당불내증이 있어도 먹을 수 있는 우유이긴 합니다만, 이걸 먹는 것보다는 유당분해효소를 점차 늘려가는 방식으로 우유 섭취량을 증가시키는 걸 권장합니다. 우유에 이것저것 변형을 한 것보다는 오리지널이 나으니까요. 하루에 우유팩 2개 정도 먹을 수 있을 때까지 천천히 늘려나가면 됩니다. 그 이후론 별 무리가 없을 겁니다.

두 번째, 우유에서 비린내가 나서 먹기 싫어하는 경우입니다. 과거에 우유를 먹고 설사하고 아팠던 경험이 강하게 있다면 우유 자체를 싫어할 겁니다. 일종의 트라우마처럼 말이죠. 이런 아이들을 위해서 우유에 첨가해 먹는 제품이 있습니다. 예를 들면 스위스 네슬레사에서 나온 네스퀵 같은 제품 말이죠. 이거 광고 아닙니다. 다른 제품도 있으니 알아보고 드시면 됩니다. 딸기 맛, 초콜릿 맛 등 다양한 종류의 맛이 있습니다.

이런 가루를 넣어 먹여도 되는지 걱정이 들 수도 있습니다. 요즘에 나오는 제품들은 영양분 표시도 잘 되어있고, 아이들 성장에 도움이 되는 영양분을 담아 나오기 때문에 우유에 이 정도 첨가물 넣는 걸 너무 걱정할 필요는 없습니다. 섞어 먹는다고 해서 처음부터 너무 많이 마시진 말고, 점차적으로 양을 늘려나가면 됩니다. 계속 첨가물을 넣어서 먹어도 되고, 그러다 흰 우유를 먹을 수 있게 되면 흰 우유를 먹으면 됩니다.

앞서 우유에도 당이 들어있다고 했습니다. 또한 지방, 단백질, 탄수화물이 들어있습니다. 우유의 지방을 유지방, 단백질을 유단백질, 탄수화물을 유당이라고 합니다. 일반적으로 우유 200mL 한 잔의 영양 성분은 당질 10g, 단백질 7g, 지방 6g이고 열량은 126kcal입니다.

우유에서 당질이라는 것은 유당을 말하는 것입니다. 유당, 즉 젖당(lactose)은 우유에 있는 이당류인데, 간단히 말해 당이 2개 붙어있다는 이야기죠. 포도당과 갈락토스가 1:1로 결합되어 만들어진 당입니다. 그래서 포도당이 들었음에도 불구하고 달지 않고 고소하게 느껴지는 거죠. 우유 200mL에 들어있는 당질 10g 중 약 5g은 포도당입니다. 같은 양의 오렌지주스는 당류가 약 30g이죠. 오렌지주스에 들어있는 당류보다야 적지만 그래도 마시면 인슐린이 분비되기 때문에 성장호르몬 분비를 방해합니다.

그렇다면 유당 없는 락토프리 우유를 마시면 되는 걸까요? 오히려 유당 없는 우유가 혈당을 더 빨리 오르게 할 수 있습니다. 일반 우유는 소장에서 소화되는 시간이 있으므로 포도당 흡수가 지연되죠. 그러나 유당 없는 우유는 이미 포도당이 단독으로 존재하기 때문에 소장에서 소화되는 과정이 필요 없습니다. 그렇기 때문에 흡수가 더 빠르죠. 일반 우유든, 유당이 없는 우유든 당이 들어있기 때문에 인슐린 분비를 시킵니다. 그러면 성장호르몬 분비를 방해하게 되고요.

우유는 혈당을 올릴 수 있으니 차라리 두유를 먹어야겠다고 생각할 수도 있습니다. 그럼 두유에는 당이 없을까요? 두유는 제품에 따라 당류가 우유보다 더 많기도 합니다. 우유의 당은 자연적이라 그나마 좋지만, 두유의 당은 첨가당인 경우가 많습니다. 같은 양의 당이라도 자연당과 첨가당은 흡수 속도가 달라서 혈당에 미치는 영향이 다릅니다.

한국소비자보호원의 발표에 따르면, 시중에 파는 두유 중 당류가 제일 적은 제품은 개당 5.2g 정도고 제일 많은 제품은 개당 10.9g입니다. 검은콩두유에 당류가 더 많은 편인데, 평균 9g이고 흰콩두유는 약 6.8g입니다. 두유도 자기 직전에 먹으면 좋을 게 없습니다.

그렇다면 운동 직후에 우유를 마시면 좋을까요? 우유가 인슐린 분비에 어떤 영향을 미치는가에 대한 연구가 있습니다. 당뇨병 환자에게 우유 단백질인 유청단백질 50g을 아침 식전에 마시게 하고 당지수가 높은 음식을 먹게 했습니다. 그랬더니 유청단백질을 먹지 않았을 때보다 인슐린이 더 많이 나왔습니다. 유청단백질을 먹으니 식전에 물만 먹은 경우에 비해 식후 3시간 동안 혈당이 약 28% 감소했습니다. 반면에 인슐린은 105%나 증가했습니다. 결국 유청단백질을 먹고 혈당이 더 떨어진 것은 췌장에서 인슐린을 더 많이 분비시켰기 때문입니다.

단백질이 소장에서 흡수되는 과정에 그 원인이 있습니다. 유청단백질이 소장에서 인슐린 분비를 자극하는 물질인 GLP-1을 많이 만들게 하기 때문입니다. GLP-1이란 음식을 먹어야만 소장에서 나오는 단백질로, 췌장에서 인슐린 분비를 자극합니다.

운동 직후에 우유를 마신다면 인슐린 분비를 더 많이 하게 되니 성장호르몬 분비를 방해할 수 있습니다. 그러니 운동 시간과 식사 시간 사이에 2시간의 간격을 두세요. 운동 전후 2시간 동안은 우유나 음식을 안 먹는 겁니다. 인슐린은 식후 2시간 동안 분비되니까요. 우유는 키 크는 데 많은 도움이 되는 식품입니다. 하지만 자기 직전, 운동 직후에 우유를 마시는 건 키 크는 데 도움이 안 됩니다.

분유 먹고 20cm 컸다는 연예인, 진짜일까?

한 남자 배우가 어느 방송 프로그램에 나와 분유를 먹고 키가 20cm가 컸다는 이야기를 했습니다. 신장이 185cm로 꽤 큰 편이었죠. 아마 원래 키가 작지는 않았을 거 같은데요. 초등학교 저학년 이후 성장이 잠깐 멈췄었다는군요. 대부분 그때 키가 잘 자라지 않아서 답답함을 느끼곤 하죠. 그렇다면 분유엔 어떤 성분이 들어있고, 정말로 키를 크게 할 수 있는지 한번 알아볼까요?

분유에는 어떤 성분이 들어있을까요? 분유는 우유의 수분을 증발시켜 가루 형태로 만든 것입니다. 분유로 만들면 더 긴 시간 동안 보존할 수 있고, 작은 공간에 많은 양을 저장할 수 있기 때문이죠. 그래서 영양 성분이 우유와 비슷하고요. 분유를 만드는 데는 보통 8배의 우유가 들어갑니다.

모유와 우유 성분의 다른 점

	모유	우유	조제분유 1단계
수분	88.0g	88.2g	2.8g
단백질	1.1g	3.2g	13.5g
지방	3.5g	4.7g	27.0g
칼슘	27mg	89mg	252mg
철분	0.1mg	0.1mg	7.3mg
비타민 A	45μg	26μg	580μg
비타민 B1	0.01mg	0.04mg	0.37mg
비타민 B2	0.03mg	0.14mg	0.37mg
나이아신	0.2mg	6.5mg	0.1mg
비타민 C	5mg	1mg	57mg

출처: 농촌진흥청 식품 성분표

　　인공적으로 만든다고 하니 영양분이 부족하다고 생각할 수 있는데요. 모유, 우유와 비교해 보면 분유가 성장에 필요한 성분을 더 많이 포함하고 있다는 걸 알 수 있습니다. 키 크는 데 꼭 필요한 단백질, 칼슘, 철분 같은 성분들이 많이 들어있죠.

　　분유라고 하면 아기들이 먹는 것이라고 생각하시죠? 분유는 기존 우유 성분 외에 제조사에서 추가적으로 성장에 필요한 영양소들을 넣어서 제조합니다. 영유아기는 성장에 있어서 아주 중요한 시기이기 때문이죠. 그럼 분유에 들어있는 영양 성분을 한번 볼까요?

분유에는 정말 다양한 영양소가 들어있습니다. 100mL당 열량은 68kcal고요. 키 성장에 제일 많이 필요한 칼슘이 98mg 포함되어 있습니다. 영유아는 보통 한 끼 식사로 젖병 한 통을 먹습니다. 아기들의 몸무게는 보통 10kg 미만이고, 분유들은 각각의 연령에 맞춰서 단계가 나누어져 있습니다. 그렇다면 성장기 청소년들은 얼마만큼의 영양분이 필요할까요?

분유 영양성분 구성표

성분	함량(100mL당)	단위
열량	68	Kcal
나트륨	27	mg
탄수화물	7.7	g
당류	5.9	g
지방	3.1	g
포화지방	1.7	g
트랜스지방	0	g
콜레스테롤	10	mg
단백질	2.3	g
칼슘	98	mg
인	49	mg
칼륨	95	mg

마그네슘	5.6	mg
요오드	8.4	μg
망간	4.2	μg
구리	45	μg
아연	0.5	mg
철분	1.07	mg
셀레늄	2	μg
비타민 A	71	μg RE
비타민 B1	0.07	mg
비타민 B2	0.08	mg
비타민 B6	0.04	mg
비타민 B12	0.28	μg
비타민 C	8	mg
비타민 D	1.3	μg
비타민 E	0.66	nga-TE
나이아신	0.7	ng NE
엽산	14	μg
비오틴	2.8	μg
판토텐산	0.42	mg
비타민 K	4.2	μg
염소	45	mg
콜린	5	mg
이노시톨	4.9	mg
베타카로틴	8.4	μg
루테인	2.5	μg
리놀레산	0.5	g

알파리놀렌산	49	mg
DHA	15	mg
아라키돈산	15	mg
EPA	4	mg
L-트립토판	38	mg
L-아르지닌	59	mg
L-카르니틴	1.5	mg
L-시스틴	31	mg
타우린	5	mg
갈락토올리고당	230	mg
갈락토살락토스	7	mg
이소말토올리고당	50	mg
사이알릴올리고당	700	μg
시알산	13	mg
알파락트알부민	130	mg
뉴클레오타이드	2.5	mg
인지질	85	mg
강글리오사이드	260	μg
스핑고마이엘린	1.5	mg
포스파티딜콜린	50	mg
포스파티딜세린	0.7	mg
포스파티딜이노시톨	6	mg
포스파티딜에탄올아민	16	mg

한국인의 1일 영양권장량										
구분	연령	체중	신장	열량	단백질	칼슘	철	비타민 A	비타민 D	비타민 C
	세	kg	cm	kcal	g	mg	mg	μg RE	μg	mg
소아	1~3	14	92	1,200	25	500	8	350	10	40
	4~6	19	111	1,600	30	600	9	400	10	50
	7~9	27	127	1,800	40	700	10	500	10	60
남아	10~12	38	144	2,200	55	800	12	600	10	70
	13~15	54	162	2,500	70	900	16	700	10	70
	16~19	64	172	2,700	75	900	16	700	10	70
여아	10~12	38	144	2,000	55	800	16	600	10	70
	13~15	51	158	2,100	65	800	16	700	10	70
	16~19	54	160	2,100	60	800	16	700	10	70

출처: 보건복지부

표를 보면, 10~12세 남아의 경우 하루에 필요한 칼슘의 양은 800mg입니다. 앞에 보여드렸던 분유로 하루 필요량을 채우려면 800mL가량을 먹어야 하죠. 나이가 더 많다면 거의 1L 가까이를 매일 먹어야 합니다.

그럼 분유를 먹고 20cm가 큰 배우는 어떤 분유를 먹었을까요? 제 생각엔 통에 든 분유를 먹었을 거 같진 않습니다. 예전엔 커다란 비닐봉지에 담긴 분유가 있었습니다. 요즘에도 팔고 있고요. 이거라고 추측한 이유는 비용적인 면에서 이 제품이 더 유리하기 때문이죠. 게다가 전지분유에는 큰 장점이 있습니다.

우유류 및 유제품의 영양 성분

| 식품명 | 열량 (kcal) | 수분 (g) | 단백질 (g) | 지질 (g) | 탄수화물 (g) | 회분 (g) | 무기질 | | | 비타민 | | | | | 폐기율 (%) |
							칼슘 (mg)	인 (mg)	철 (mg)	A (RE)	B1 (mg)	B2 (mg)	나이아신 (mg)	C (mg)	
탈지 우유	33	91.1	3.4	0.1	4.7	0.7	100	95	0.1	미량	0.04	0.15	0.1	2	0
우유(보통우유)	61	88.4	2.8	3.3	5	0.5	91	83	0.1	52	0.06	0.05	0.4	0	0
인유(모유)	65	88	1.1	3.5	7.2	0.2	27	14	미량	46	0.01	0.03	0.2	5	0
산양유(염소유)	63	88	3.1	3.6	4.5	0.8	120	90	0.1	36	0.04	0.14	0.3	1	0
요구르트(액상)	65	83.2	1.5	0.1	14.9	0.3	39	28	0.1	0	0.01	0.12	0	0	0
전지분유	504	2.9	26	27	38	6.1	880	720	0.4	171	0.23	1.2	0.8	5	0
탈지분유	359	3.8	34.5	1	52.7	8	1,250	1,014	0.4	8	0.5	1.75	0.9	1	0
가당연유	327	25.6	7.9	8.1	56.6	1.8	258	226	0.1	27	0.08	0.31	0.3	3	0
무가당연유	135	74.1	8	7.3	9	1.6	225	189	0.1	41	0.08	0.46	0.3	2	0
크림(38%유지방)	380	55.3	2	39.2	3.1	0.4	64	48	0.4	274	0.13	0.11	0.6	0	0
아이스크림(12%유지방)	212	61.3	3.5	12	22.4	0.8	130	110	0.1	100	0.06	0.18	0.1	미량	0
가공치즈	320	47.6	18.3	24.2	5.5	4.4	503	844	0.3	238	0.07	0.3	0.1	0	0
천연치즈	326	46.6	26.3	22.8	1.7	2.6	633	403	0.2	259	0.04	0.2	0.1	0	0

출처: 농촌진흥청 국립농업과학원 국가표준식품성분표(2011), 제8차 개정판

이 표는 우유, 모유, 분유, 치즈에 들어있는 영양 성분들을 비교한 건데요. 전지분유에는 칼슘이 100g당 880mg 들어있습니다. 즉, 100g만 섭취해도 성장기에 필요한 칼슘을 다 채울 수 있다는 이야기죠. 칼슘을 가장 많이 함유한 탈지분유는 전지분유에서 지방을 제거한 건데요. 칼로리도 낮고 칼슘 함량도 많지만, 맛이 없는 편이라 그냥 먹긴 힘들 수 있습니다.

성장기엔 대량의 무기질이 필요하고, 다양한 종류의 영양소도 있어야 합니다. 어쩌다 한번 보충하는 게 아니고 매일매일 먹어줘야 하는 것들이죠. 영양 공급이 골고루 충분하게 되지 않는 사람이라면, 성장기 때 분유를 먹는 게 도움이 될 수 있습니다. 그렇지 않을 경우엔 살만 찌겠죠. 자신의 식사 패턴에 맞춰서 먹으면 도움이 될지 아닐지 신중히 선택해야 합니다. 분유를 먹는다고 누구나 키가 크진 않습니다.

무엇을 먹는지보다
'언제' 먹는지가 중요하다

키가 크려면 뼈도 자라야 하고 근육도 자라야 하니 재료들이 있어야겠죠. 그 재료들은 바로 식사를 통해서 공급해야 합니다. 그러니 잘 먹어야 하죠. 그런데 어떻게 먹는 게 잘 먹는 걸까요? 시도 때도 없이 식사를 해야 할까요? 아니면 어른들 말처럼 밥이 보약이라고 밥을 많이 먹어야 할까요? 여기에도 과학적으로 연구한 여러 결과가 있습니다.

첫 번째, 키가 크려면 아침을 먹는 게 좋을까요? 식사 시간이 중요한 건 밥을 먹었을 때 나오는 호르몬이 성장호르몬에 영향을 미치기 때문입니다. 우리의 몸에는 성장호르몬 외에도 수많은 호르몬이 있습니다. 이 중에는 성장호르몬 분비를 방해하는 호르몬도 있습니다. 바로 인슐린이란 호르몬이죠. 인슐린은 우리가 밥을 먹을 때 분비되는 호르몬입니다. 음식을 섭취해서 그것들을 몸 안에 저장하는 동안에는 성장호르몬의 분비가 잠시 멈춘다고 보면 됩니다.

여기서 고민이 생기는 거죠. 이렇게 되면 아침을 먹어야 하나, 안 먹어야 하나 하고요. 간단하게 정리하면, 키가 크기 위해서는 재료가 필요합니다. 그렇기 때문에 끼니를 거르지 않고 먹어야 합니다. 음식을 먹는 시간은 우리가 활동하는 시간이어야 합니다. 즉 아침, 점심, 저녁을 시간에 맞춰서 먹어야 합니다. 그러니 키가 크려면 아침을 먹어야 하는 겁니다. 그럼 아침은 몇 시에 먹는 게 좋을까요?

자, 이 그래프를 보세요. 이 그래프는 하루 중 성장호르몬이 분비

성장 호르몬 분비의 변화

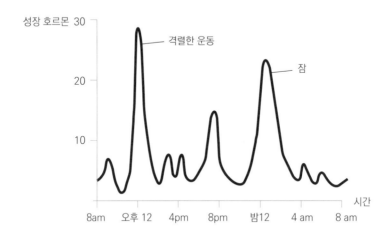

출처 Guyton and Hall Textbook of Medical Physiology

되는 시간을 나타냅니다. 2번에 걸쳐 호르몬 분비가 확 올라온 게 보이시죠? 첫 번째 상승은 낮 시간 동안의 운동에 의한 거고, 두 번째 상승은 잠잘 때 증가하는 겁니다. 앞서 인슐린이 성장호르몬을 방해한다는 사실을 말씀드렸죠. 인슐린은 식사 후 2시간 정도가 됐을 때 최대치로 분비됩니다. 그러니까 인슐린의 방해를 받지 않기 위해선 아침을 8시쯤에 먹는 게 좋습니다. 그리고 운동할 때도 성장호르몬이 분비되는데, 인슐린의 방해를 안 받으려면 운동하고 나서 밥을 먹어야 하는 겁니다. 학교에 다닌다면 체육 시간이 오전에 있는 게 좋겠죠.

두 번째로 아침을 먹어야 하는 이유는 비만 때문입니다. 아침을 안 먹을 경우 비만이 될 확률이 높아집니다. 내분비 및 당뇨병 연구소와 독일 라이프치히 대학병원에서 6~18세 학생 3,445명을 대상으로 연구한 결과에 따르면, 아침을 안 먹을 경우 비만과 밀접한 관계가 있다고 합니다. 최소한 우유라도 먹어야 비만을 예방할 수 있습니다. 청소년기의 비만이 중요한 건, 청소년기의 비만이 성인이 되었을 때 최종 키에 영향을 미치기 때문입니다.

2017년 내분비 및 당뇨병 연구소와 이스라엘 텔아비브의 새클러 의과대학에서 나온 논문에 따르면, 사춘기 비만인 190명과 정상체중인 150명을 조사했을 때 남자의 경우 비만인 사람들의 평균 키는

174cm, 정상체중인 사람들의 평균 키는 176cm로 나왔습니다. 따라서 청소년기의 비만은 성인이 되었을 때 최종 키에 영향을 미친다고 볼 수 있습니다. 또한 비만 때문이 아니더라도 아침을 먹고, 우유와 계란을 먹는 것이 키에 많은 영향을 준다는 연구 결과도 있습니다. 그러니까 아침은 꼭꼭 챙겨 먹는 게 좋습니다. 제대로 된 식사를 못 할 경우엔 최소한 우유와 계란이라도 챙겨 드세요.

세 번째는 식사 시간에 관한 이야기입니다. 성장호르몬은 언제 많이 분비될까요? 바로 우리가 잠잘 때입니다. 하루 분비량 중 75%가 수면 중에 분비됩니다. 그런데 음식을 먹으면 인슐린이란 호르몬이 그 분비를 방해합니다. 그러니까 잠자는 시간에 가까워져서 음식을 먹으면 안 되는 겁니다. 저녁은 7시쯤에 먹고, 웬만하면 잠을 일찍 자는 것이 키 크는 데 좋습니다. 또한 정해진 식사 시간 외에 먹는 간식은 호르몬 분비에 영향을 미치고 허기짐을 증가시키니 자주 먹지 않는 게 좋겠죠. 인슐린은 빵, 피자, 샌드위치, 떡볶이 같은 탄수화물을 먹었을 때 많이 분비됩니다. 탄수화물을 아예 안 먹어선 안 되겠지만, 필요 이상의 섭취는 자제해야 합니다.

네 번째로는 어떤 종류의 음식을 먹느냐입니다. 우리가 기본적으로 섭취하는 건 탄수화물, 단백질, 지방입니다. 이 3가지는 우리 몸에 필수죠. 균형 있게 섭취해야 합니다. 하지만 이 중에 조금 과하게 섭취되는 게 있는데요, 바로 탄수화물입니다. 앞서 말씀드렸듯이 인슐린이 성장호르몬에 영향을 미치기 때문에 너무 과하게 섭취하는 건 좋지 않습니다. 식사 외에 섭취하는 간식, 음료수 등을 줄여야 합니다. 키 크는 데 중요한 영향을 미치는 단백질은 신경을 많이 써서 먹어야 합니다.

고기랑 콩을 먹기 싫어하는 아이들이 많죠. 입맛에 안 맞아서 먹기 싫어할 수도 있지만 키가 크려면 단백질 섭취는 필수입니다. 육류에선 소고기, 돼지고기, 닭고기를 통해서 섭취할 수 있고, 식물에선 콩, 호두 등에서 섭취할 수 있습니다. 단백질이 중요한 건 성장호르몬 분비를 촉진시키는 아르기닌 때문입니다. 거기에 더해서 뼈 성장에 중요한 칼슘 섭취도 꼭 해줘야 하고요.

키 크는 식단,
다섯 가지 원칙만 지키자

코로나19로 인해 집에 있는 시간이 점점 길어지고 있습니다. 코로나19가 지나고 나면 3가지가 확 달라져 있을 겁니다. 첫 번째 성적. 학교를 안 가니 공부를 하는 사람과 안 하는 사람의 차이가 많이 나죠. 두 번째 몸무게. 밖에 나가서 움직이는 일이 별로 없으니 자연스럽게 살이 찝니다. 세 번째가 바로 키입니다. 집에서 먹고 싶은 것만 먹으니 키가 많이 자란 사람과 그렇지 않은 사람들로 나누어질 겁니다. 성장에 좋은 음식을 다 알고 있다고 해도, 매일 식생활에 적용하기란 쉽지 않습니다. 저희 집도 그래요. 먹는 것만 먹습니다. 미리 식단을 짜서 영양의 균형을 맞춰주는 게 중요하죠. 각각의 식품군에서 적어도 1가지씩은 매일 섭취할 수 있도록 식단을 짜야 됩니다.

키 크는 식단표 짜기 원칙

가정마다 먹는 음식의 종류가 다양하고, 좋아하는 음식도 다 다릅니다. 기본적인 규칙을 정하고 그에 맞춰서 식단을 짜주는 게 좋아요. 얼른 음식 이름이나 알려주었으면 좋겠다고 생각하시나요? 아이들이 현미잡곡밥 잘 먹나요? 밥에 들어있는 콩은 어때요? 심지어 김치를 안 먹는 아이들도 많죠. 식단을 만들 때는 먹는 사람이 누군지 생각해야 합니다. 굶으면 굶었지 싫어하는 건 입에도 대지 않는 게 아이들입니다. 키 크는 식단을 짜기 위한 5가지 기본 원칙을 먼저 말씀드리겠습니다.

① 5대 영양소를 골고루

식단은 언제부터 짜서 먹어야 할까요? 바로 모유에서 벗어나 본격적으로 음식을 섭취하는 만 3세 이후부터입니다. 특히 만 3~7세는 키를 결정하는 데 있어 매우 중요한 시기이기 때문에 먹는 걸 특히 더 신경 써야 합니다. 5대 영양소란 탄수화물, 단백질, 지방, 비타민, 미네랄로, 이 5가지가 골고루 포함된 식단이 필요합니다.

② 하루 세끼를 빼먹지 말자

하루 세끼를 꼭 먹고, 편식을 하지 않도록 해야 합니다. 방학이라고 늦게 일어나 점심부터 먹지 말고요. 배불리 먹는 것에만 초점을 맞춰서 과식을 하면 오히려 비만이 올 수 있습니다. 이는 키 성장에 방해됩니다. 식사 시간을 규칙적으로 정해서 지키는 게 중요하죠. 아침은 오전 7~8시 정도가 좋고, 점심은 오후 12~1시가 적당합니다. 밤에는 내장기관이 휴식을 취해야 하므로 조금 일찍 저녁 6시나 7시에 먹고, 야식은 자제해야 합니다. 저녁을 너무 많이 먹는 것도 부담이 됩니다. 내장기관이 휴식을 취해야 성장호르몬이 잘 분비되기 때문이죠. 잠들기 3시간 전에는 아무것도 먹지 않는 걸 추천합니다.

③ 단백질과 칼슘을 충분히

단백질과 칼슘은 키 크는 데 꼭 필요합니다. 쇠고기, 등푸른생선, 멸치, 우유, 치즈, 두부, 시금치, 당근 등에 풍부하죠. 아이의 나이와 식습관에 따라 다양한 형태로 조리해 줘야 합니다. 칼슘 보충을 위해 우유는 하루에 400mL 정도 마시는 것이 좋고요. 초등학교 고학년 이상이면서 활동량이 많고 체격이 크고 땀을 많이 흘린다면 600mL까지 먹어도 괜찮습니다. 하지만 너무 많이 마시면 흡수도 잘 안 될뿐더러 장이 약한 경우 설사를 일으킬 수 있으니 주의해야 합니다. 우유를 못 마시는 경우엔 치즈나 요구르트를 먹는 것도 좋은 방법입니다.

④ 어른과 같은 음식을 먹지 않는다

짠맛, 매운맛을 지닌 자극적인 음식에는 염분이 많이 들어있죠. 이는 성장기 아이들의 위에 부담을 줄 수 있습니다. 위장 기능이 떨어지면 음식을 소화·흡수하는 데 방해가 되고, 영양 공급이 원활하지 않아 성장을 둔화시킬 수 있습니다.

⑤ 학교 급식을 잘 챙겨 먹자

학교를 다니는 중이라면 급식을 먹는 게 좋습니다. 집에서 안 먹던 반찬도 급식으로 나오면 먹더군요. 더구나 학교에서는 영영사분들이 필요한 영양분에 맞춰 음식을 만들어 주니 잘 먹지 않아서 부족했던 부분을 보충할 수 있습니다. 편식하는 아이들이라도 학교 급식은 잘 먹는 경향이 있습니다. 단체 생활을 하면서 다른 아이들도 먹으니 같이 먹게 되죠. 방과 후 아이들에게 학교 급식으로 무엇이 나왔는지, 잘 먹었는지 물어봐 주세요. 집에서 안 먹던 반찬도 학교에서 먹었다고 하면 칭찬해 주시고요. 학교에서 먹었던 음식은 집에서도 먹을 가능성이 높습니다.

간편하게 하루 세끼 식단 짜기

시중에 있는 다양한 식단표를 보면 1가지 문제점에 도달하게 됩니다. 과연 이대로 실천할 수 있을까 하는 의문이죠. 현실적으로 집에서 해먹기에는 불가능하거나 어려운 메뉴들이 많거든요. 거기에다가 아이들 입맛이 다 제각각이라서 안 먹는 것들도 많고요. 하지만 키가 크기 위해서는 반드시 먹어야 할 것들이 있습니다. 아침, 점심, 저녁으로 나누어 현실적으로 쉽게 해먹을 수 있는 식단을 추천드리겠습니다.

① 아침

오전 7~8시 사이에 일어나서 아침을 먹습니다. 밤새 빠져나간 수분을 보충하기 위해서 밥 먹기 전에 물 한 컵 정도 마셔주고요. 아침 식단에선 계란과 우유, 이 2가지를 꼭 기억하세요. 이 둘은 공통점이 있습니다. 바로 다양한 영양소를 포함하고 있는 식품이란 겁니다. 계란은 삶아 먹거나 프라이 해먹고, 오믈렛 형태로 만들어 먹을 수 있죠. 여기에 탄수화물을 곁들여 섭취해 주면 더 좋은데요, 현미밥을 해서 반찬과 먹거나 오트밀빵과 채소, 베이컨 등을 넣어 샌드위치를 만들어 먹어도 좋습니다.

우유는 아침을 먹으면서 같이 먹거나 시리얼을 넣어서 식사 대용으로 먹을 수 있습니다. 간단하면서 쉽게 구할 수 있는 계란과 우유는, 키 크는 데 많은 도움을 줄 수 있는 식재료죠. 아이들이 잘 먹기도 하고요. 아침에 잊지 말고 이 2가지를 같이 먹도록 해보세요.

② 점심

점심시간은 보통 오후 12시에서 1시까지입니다. 점심은 학교 급식으로 먹으면 간단하고 충분한데, 요즘은 급식 먹는 일이 부쩍 줄어들었습니다. 그렇다면 점심 식단에서 빼먹지 말아야 할 것을 알려드리겠습니다. 아침에 우유 한 잔을 먹었죠? 점심 식사 때도 우유를 같이 먹어줍니다. 간단하게 먹을 수 있는 메뉴로 정해서 먹으면 되고요. 메뉴로는 소고기미역국이나 잡채 등이 좋습니다. 밖에서 음식을 사 먹게 된다면 점심에 먹도록 합니다. 이때는 인스턴트 음식이나 군것질은 제외하고, 먹고 싶은 걸로 먹도록 하세요.

③ 저녁

저녁 6시에서 7시 사이에 저녁을 먹습니다. 저녁 식단에서 기억할 것은 오직 하나. 고기! 돼지고기, 소고기를 찌거나 볶거나 구워서 먹도록 하세요. 소시지나 햄 말고, 붉은빛을 띠는 육류를 말하는 겁니다. 맛 좋고 영양가 많은 닭고기를 먹어도 좋습니다. 등푸른생선도 같이 구워 먹거나 쪄서 먹고, 미역국, 된장국 같은 국 종류를 먹을 땐 두부를 넣어서 먹으면 좋아요. 반찬으론 콩나물무침, 멸치볶음을 곁들여 드세요. 야채도 잘 먹어야 하고요. 견과류도 잊지 마세요.

하루 세끼 추천 식단

아침 | 잡곡밥과 국을 곁들인 한식 또는
시리얼과 우유

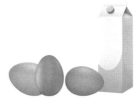

점심 | 오믈렛, 계란 프라이, 삶은 계란,
소고기미역국, 잡채

저녁 | 찹스테이크, 삼겹살 구이, 수육,
등푸른 생선구이, 닭 요리

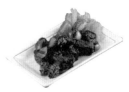

우리 아이 식욕을 높이는 방법

입이 짧은 아이들이 있습니다. 배고프단 말도 잘 안 하고, 밥도 먹는 둥 마는 둥 하죠. 몸에 힘이 없단 이야기를 자주하고, 쉽게 피곤하다고 합니다. 아이의 얼굴을 보니 왠지 창백한 거 같기도 하고요. 이럴 땐 키도 잘 안 크는 거 같습니다. 보통 이러면 부모는 아이에게 보약을 먹일까 하고 고민하죠. 밥을 잘 안 먹는 데는 여러 가지 원인이 있을 수 있습니다. 질병 때문이라면 병원에 가서 검사 후 치료를 받아야 하지만, 아픈 게 아니라 특정 영양 성분이 부족할 때도 식욕이 떨어질 수 있습니다.

우선 어떨 때 식욕이 생기고 밥을 잘 먹게 되는지 알아보겠습니다. 식욕은 배고픔을 느끼게 하는 호르몬과 배부름을 느끼는 호르몬에 의해서 조절됩니다. 배고픔을 느끼게 하는 호르몬은 '그렐린'

이란 호르몬으로, 소화기관인 위가 작아졌을 때 분비됩니다. 이 호르몬 때문에 배 속이 비면 배고픔을 느끼는 거죠. 배부름을 느끼는 호르몬은 '렙틴'이라고 하며, 대장이 음식물로 채워졌을 때 분비됩니다. 우리가 배가 부르다고 느끼는 이유는 이 호르몬이 분비돼서 뇌에 영향을 미치기 때문입니다. 배고프게 하는 '그렐린', 배부르게 하는 '렙틴'. 이 두 호르몬의 밸런스가 맞지 않을 때 식욕이 떨어지게 됩니다.

앞서 말했듯 몸이 안 좋을 때도 그렇지만 특정 영양소가 부족할 때도 호르몬 밸런스가 맞지 않아 식욕이 떨어질 수 있습니다. 일정량이 부족할 시에 식욕이 떨어질 수 있는 2가지 영양 성분에 대해 알려드리겠습니다.

첫 번째는 철분(Fe)입니다. 철분은 우리 몸에 아주 중요한 미네랄 성분입니다. 혈액의 주성분인 헤모글로빈을 만드는 데 쓰이죠. 부족할 시에 '철결핍빈혈'이라는 질병을 일으키기도 하고요. 철분이 모자라기 시작할 때 나타나는 증상이 바로 식욕부진입니다. 이외에도 피곤하다는 말을 자주 한다든가, 얼굴이 창백해 보인다든가, 숨을 짧게 쉴 때도 철분이 부족한 게 아닌지 의심해 볼 수 있습니다. 임상적으로 확인할 땐 눈 밑을 뒤집고 결막을 봅니다. 결막 부분이 너무 하얗다면 빈혈을 의심할 수 있습니다.

2019년에 터키 아타튀르크 소아청소년과 의과대학 및 의학부에서 발표한 논문이 있습니다. 철결핍빈혈이 있는 아이들에게 철분을 보충하면서 체내 변화를 측정했죠. 식욕, 그렐린, 렙틴 레벨과 함께 얼마나 성장했는지를 조사했습니다. 결과적으로 철분을 보충하니 배고픔을 느끼는 그렐린은 증가했고, 배부름을 느끼는 렙틴은 감소했습니다. 즉 배고픔은 증가하고 배부름은 감소했다는 이야기입니다.

이렇게 되면 허기짐을 더 느끼고, 식욕이 증가해서 음식을 더 섭취하게 됩니다. 그래서 더 키가 자라는 거죠. 그럼 부족한 철분을 보충할 수 있는 음식에 대해 알아볼까요?

철분이 풍부한 음식은 다음과 같습니다. 물론 철분이 풍부한 음식은 여기서 소개한 음식 외에도 많습니다.

① 소간(Beef liver)

② 콩과 식물들(Legumes)

③ 어둡고 잎이 많은 녹색 채소(Dark, Leafy Green Vegetables)

④ 씨앗(Seeds)

⑤ 소고기(Beef)

⑥ 귀리(Oats)

두 번째는 아연^(Zinc)입니다. 아연은 인체 내에서 300개의 효소에 영향을 미칩니다. 면역반응을 강하게 하고, 단백질 합성에도 관여하죠. 또한 DNA 합성, 상처 회복, 성장 발달에 관여하고 염증을 줄이는 역할을 함으로써 여드름을 완화해 줍니다. 아연이 부족하면 식욕이 떨어질 뿐만 아니라, 성장지연, 면역기능 저하까지 나타날 수 있습니다. 게다가 머리카락이 빠지고, 설사 같은 증상들도 생길 수 있고요.

2018년, 대만 장궁어린이의료센터 소아청소년과에서 연구 발표한 논문이 있습니다. 2~10세의 영양부족 상태인 남아 390명, 여아 371명에게 알약 형태의 아연을 보충해 주고 식욕과 성장에 대해 추적 관찰한 논문인데요, 24주 동안 하루에 10mg의 아연을 보충했습니다. 결과에 따르면 아연이 부족한 아이들의 경우 보충한 후에 식욕과 성장이 증가했다는 걸 알 수 있습니다. 6개월 정도의 기간 동안 평균 106.14cm였던 키가 109.37cm로 3.23cm가 증가했습니다.

아연이 풍부한 음식은 다음과 같습니다.

① 굴
② 청어
③ 밀기울

④ 호박씨

⑤ 삶은 게

⑥ 새우

⑦ 닭고기

⑧ 돼지고기

편식이 심한 아이도
잘 먹는 음식이 있다

〈뽀빠이〉란 만화를 본 적 있으신가요? 뽀빠이에게는 올리브란 여자 친구가 있는데, 올리브는 괴롭힘을 당할 때마다 뽀빠이를 부릅니다. 그러면 뽀빠이가 달려갑니다. 하지만 힘에 부쳐서 이길 수가 없네요. 그러다가 시금치 통조림을 뜯어 먹고 힘이 세져서 악당을 물리칩니다. 이 만화는 몸에 좋은 시금치를 어린이들에게 더 많이 먹게 하려고 제작한 것입니다. 예나 지금이나 시금치가 맛없어서 안 먹는 건 비슷한가 봅니다. 몸에 좋은 음식 중엔 맛없는 것들이 많습니다. 그래서 아이들이 더 안 먹게 되고요. 이러다 보니 영양이 부족하진 않은데, 불균형이 오기 쉽습니다. 그렇게 되면 키 크는 데도 영향을 미칩니다.

키가 크기 위해선 건물로 치면 시멘트와 철근에 해당되는 미네랄 성분이 꼭 필요합니다. 이것들은 외부에서 공급해 줘야만 하고요. 대표적인 것이 칼슘, 인, 철분, 아연 등입니다. 맛을 판단하는 기준은 주관적인 경향이 강합니다. 이번에 소개해 드리는 것은 편식이 심한 저희 집 둘째가 그나마 즐겨 먹는 음식을 기준으로 선정해 봤습니다. 다른 아이들도 크게 다르진 않을 거라 생각하지만, 싫어하는 아이들도 있을 겁니다.

먼저, 치즈입니다. 우유 속 카세인을 뽑아 발효시킨 치즈는 동서양을 넘어 사랑받는 식품으로 자리 잡았습니다. 치즈는 칼슘과 단백질, 지방을 공급해 주는 훌륭한 공급원이죠. 게다가 아연, 인, 리보플라빈은 물론, 비타민 A와 비타민 B_1, B_2에도 들어있습니다. 특히 동일한 무게의 우유와 비교해 7배의 단백질, 5배의 칼슘을 가진 치즈는 각종 영양소가 풍부한 만큼 이점도 많습니다. 우유 및 기타 유제품에 대한 유당불내증이 있는 사람에게는 치즈가 특히 중요한 영양 공급원입니다.

체더치즈나 모차렐라 같은 자연 치즈는 유당 함량이 매우 적습니다. 치즈 제조 과정에서 유청으로부터 치즈 커드를 분리할 때 유당이 자연스럽게 제거되기 때문이죠. 국가별 권장 식단에서 치즈는 우유 및 유제품군에 포함되어 있습니다. 국가별로 1회 제공량 기준은 다르나, 일반적으로 자연 치즈 42.5g 또는 가공 치즈 56g으로 정하고 있습니다. 1회 분량을 '주사위 크기의 치즈 4조각'으로 생각하면 쉽게 기억할 수 있습니다.

자연 치즈는 우유, 소금, 종균 배양조직(유익균), 레닛(효소) 등 4가지 원료로만 구성되어 있습니다. 우유가 주원료인 치즈는 칼슘, 단백질, 인 등 우유에 들어있는 영양소 대부분을 함유하고 있고요. 치즈를 제조할 때 중요한 재료인 소금은 수분, 질감, 맛, 기능을 조절할 뿐 아니라 식품의 안전성을 보장하는 천연 방부제 역할도 합니다. 가공 치즈는 자연 치즈로 만들며, 칼슘, 고품질 단백질, 인 등 주요 영양소가 동일하게 들어있습니다. 여기에 칼슘과 비타민 D를 첨가하여 영양소를 강화할 수도 있고요.

영양분 함량은 종류별로 다릅니다. 칼슘 섭취량을 기준으로 했을 땐 파르메산 치즈에 가장 많이 들어있습니다. 파르메산 치즈 100g이면 하루 칼슘 섭취량을 충족시킬 수 있을 정도입니다. 파르메산 치즈나 체더치즈, 모차렐라를 먹으면 크림치즈를 먹는 것보다 적은 양으로 칼슘을 보충할 수 있습니다.

두 번째는 소고기미역국입니다. 단백질, 칼슘 못지않게 성장기 어린이에게는 요오드[3]가 중요합니다. 요오드가 부족하면 갑상샘 기능

---

[3] 단백질 합성, 대사 및 효소 기능을 포함한 신체의 다양한 반응 조절에 핵심 역할을 하는 갑상샘호르몬인 '티록신'과 '트라요오드티로닌'을 만드는 데 필요한 성분이다.

이 떨어져서 목 앞이 붓고 쉽게 피로해지며, 지능과 성장에도 영향을 주죠. 그렇지만 요오드는 일상에서 흔히 먹는 음식에 들어있기 때문에 크게 걱정하지 않아도 됩니다. 어린이의 경우 하루 90~120㎍의 요오드 섭취면 충분하고요. 식사를 잘하거나 우유, 요구르트 등을 먹으면 거의 부족할 일이 없습니다. 만약 요오드 성분이 부족할 시엔 미역을 섭취하면 됩니다.

미역엔 100g당 철분 1mg과 아연 0.3mg, 칼슘 153mg이 들어있습니다. 하루 세 끼 전부 미역국을 먹는 건 권하지 않고, 하루에 한 끼 정도만 먹으면 됩니다. 소고기는 미역국과 조화를 잘 이루는 식재료죠. 소고기 85g에는 참치 캔 12개분의 아연, 닭 가슴살 3조각분의 리보플라빈, 닭 가슴살 1조각분의 비타민 B_1, B_2, 닭 가슴살 2조각분의 비타민 B_1 그리고 시금치 3컵분의 철분이 들어있습니다.

다른 고기들도 많지만 소고기를 넣어 먹는 이유는 간단합니다. 아이들은 이거밖에 안 먹거든요. 아무리 몸에 좋아도 안 먹으면 소용이 없으니까요. 이렇게 소고기미역국을 먹으라고 말하면 "요오드 과다의 위험성에 대해선 왜 말하지 않습니까?"라는 질문들이 생길 수도 있는데요, 하루에 한 번 먹는 정도라면 걱정하지 않아도 됩니다. 뭐든지 많이 먹을 때 이상이 오는 거지, 적정 수준을 유지하면 괜찮습니다.

세 번째는 플레인요구르트입니다. 요구르트를 먹을 때 주의해야 할 건 시중에 파는 달콤한 요구르트를 말하는 게 아니라는 겁니다. 만드는 회사에 따라서 첨가물이 다르기 때문이죠. 그래서 특별히 뭘 넣지 않은 요구르트를 기준으로 말씀드리겠습니다.

플레인요구르트는 우유에 비하여 칼슘, 철, 비타민 B군, 나이아신, 엽산류가 많고요. 우유에는 없는 유산과 유산균 활동에 필요한 식이 섬유, 당질 등의 영양 성분이 들어있습니다. 우유를 먹지 못하는 아이들에게 요구르트는 좋은 대안이 될 수 있습니다. 그런데 우유를 발효한 플레인요구르트는 별로 맛이 없습니다. 그래서 아이들이 안 좋아할 수도 있죠. 플레인요구르트에는 여러 가지 필요한 성분이 들어있고요. 유산균 덕분에 배변이 잘 돼서 속도 편해져 좋습니다.

이 3가지를 아침, 점심, 저녁으로 돌려가면서 먹으라는 이야기가 아닙니다. 셋 중에 하나를 하루에 한 번 먹으면 됩니다. 편식하는 아이들은 음식을 많이 가리기 때문에 잘 먹으면서 필요한 영양분이 들어있는 것들을 찾아줘야 합니다.

의외로
키크는데좋은식품

　키가 크려면 일단 잘 먹어야 합니다. 여러 영양분을 골고루 섭취해야 하죠. 하지만 정말 먹는 것만 먹습니다. 어르고 달래도 소용이 없고, 몇 번 이야기하다 지쳐서 포기합니다. 좋아하는 음식이라곤 피자, 햄, 치킨, 라면 정도입니다. 이런 것들만 먹고 키가 크겠냐고요. 조금이라도 낯선 음식은 입에 대지도 않죠. 그럼 아이들이 잘 먹으면서 의외로 키 크는 데 좋은 음식 3가지를 말씀드리겠습니다.

　첫 번째는 시리얼입니다. 시간이 없을 때 먹기 좋죠. 시리얼은 원래 병원에서 환자용 식사로 맨 처음 나왔습니다. 일단 먹기가 쉽습니다. 아이들이 참 잘 먹어요. 과자 같기도 해서 안 좋지 않을까 하는 의심도 듭니다. 왠지 아이들한테 먹이기엔 성의 없어 보이기도 하고요. 시리얼에 대한 오해가 있는 것 같은데 여기서 풀어볼게요.

- 시리얼은 튀겨서 만든다?

시리얼의 바삭바삭한 식감 때문에 대부분 튀겨서 만든다고 생각합니다. 하지만 이건 대표적인 오해 중 하나입니다. 시리얼은 곡물의 가공을 최소화하고 영양소 파괴를 줄이기 위해 튀기지 않고 구워서 만듭니다. 가공 과정도 단순합니다. 곡물을 수확한 후 찌고, 압착하여 바삭하게 굽고, 비타민과 무기질을 첨가한 후 코팅하고 건조하면 끝. 곡물을 사용해 굽는 조리 과정을 거치기 때문에 소화가 잘되죠. 하지만 소화가 잘 되는 만큼 먹고 나면 금방 배고파요.

- 시리얼은 탄수화물 덩어리다?

시리얼의 영양 성분표를 보면 여러 가지가 많이 들어있는 걸 알 수 있습니다. 거짓말이 아니라면 종합영양제 수준이네요. 곡물로 만들어져서 탄수화물만 들어있다고 오해하기 쉽죠. 다른 영양 성분들은 따로 추가한 것들입니다.

- 시리얼은 설탕 덩어리다?

시리얼은 약간 달콤한 편입니다. 너무 많이 단 건 아닐까 하는 생

시리얼

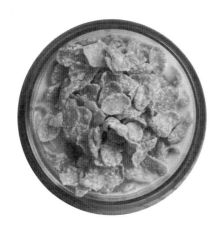

각이 듭니다. 하지만 한 끼 섭취에 들어있는 당류는 8~10g 내외로, 1일 영양 성분 기준치의 8% 정도입니다. 오렌지주스 한 컵에 포함된 당류는 20g, 요구르트에는 40g이 들어있습니다.

• 시리얼은 차가운 우유와 함께 먹어야 한다?

따뜻하게 먹으면 뜨겁게 조리한 평상시 식사와 더 유사합니다. 겨울엔 따뜻한 우유를 부어서 먹어도 좋겠네요. 특히 아침에 주로 밥을 먹는 한국인들에겐 '핫 시리얼'이 좋겠습니다.

• 시리얼에 비타민 D가 들어있다?

같은 양을 비교해 보면 시리얼에는 우유보다 많은 비타민 D가 함유되어 있습니다. 우유의 경우 비타민 D가 100g당 약1µg, 버터도 약 1µg이 함유되어 있고요. 시리얼의 경우(켈로그 콘프로스트 기준) 100g당 8.3µg가 함유되어 있습니다. 비타민 D는 키 클 때 꼭 필요한 영양소이며, 햇볕을 쬘 때 피부에서 생성됩니다. 부족하지 않도록 항상 신경을 써줘야 하죠.

• 시리얼은 어린이용 간식이다?

시리얼은 지방이 적고 비타민과 무기질을 함유하며, 콜레스테롤이 들어있지 않습니다. 한 끼 식사로 부족함이 없죠. 영양학적으로 잘 설계되어 있는 음식입니다. 그러니까 밥 먹은 다음 간식으로 먹지 말고, 챙겨 먹을 시간이 부족할 때 밥 대신 드세요. 끼니마다 먹이란 이야기는 아닙니다. 바쁘다고 아침에 밥, 김, 햄, 이렇게 먹을 바엔 차라리 시리얼이 더 좋단 이야기죠. 오리지널 시리얼이 가장 좋으며, 당연한 말이겠지만 첨가물이 많을수록 좋지 않습니다. 아침밥 먹을 시간이 부족한 중·고등학생이라면 매일 아침 시리얼을 먹어도 괜찮습니다.

잡채

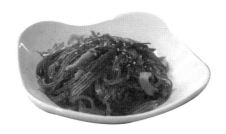

두 번째는 잡채입니다. 매일 해먹긴 힘들지만 아이들이 잘 먹는 음식 중 하나입니다. 당면을 투명하게 삶아 건져 시금치, 당근, 버섯, 고기, 양파 등을 넣고 따끈하게 무쳐내는 잡채는 언제 먹어도 맛있는 별식입니다. 불고기, 갈비, 비빔밥과 함께 외국인이 좋아하는 한식으로 꼽히기도 하죠.

생일잔치, 결혼 피로연, 환갑잔치 때도 잡채가 나옵니다. 예전부터 화려하면서도 품격 있는 음식으로 대접받았기 때문이죠. 잡채는 17세기 조선시대 광해군 재위 시절, 궁중 연회에서 처음 선보인 것으로 알려져 있습니다. 광해군이 총애하던 이충이라는 사람이 있었는데, 그는 특별한 음식을 만들어 궁중에 바치곤 했죠. 만들어 오는 음식이 얼마나 맛있던지 임금이 식사 때마다 이충의 집에서 오는 음식을 기다렸다가 수저를 들곤 했다는 기록이 남아있을 정도입니다. 그중에서도 특별히 임금의 입맛을 사로잡았던 음식이 바로 잡채였습니다.

예전에는 지금과 달리 당면이 들어가지 않았습니다. 갖은 재료를 일일이 채 썰어 볶아서 그릇에 담고, 그 위에 즙액을 뿌린 다음 후추, 생강가루를 뿌려 맛을 냈다고 합니다. 잡채의 '잡(雜)'은 '섞다' '모으다' '많다'는 뜻을 담고 있고, '채(菜)'는 채소를 뜻합니다. 여러 채소를 섞은 음식이란 뜻이죠. 당면이 들어간 지금 형태의 잡채는 1919년 황해도 사리원에 당면 공장이 처음 생기면서 시작되었습니다. 그럼 잡채에 들어가는 재료 중 어떤 재료들이 키 크는 데 도움이 되나 볼까요?

① 소고기(우둔살)

필수 아미노산(11.03mg/100g)이 많이 들어있습니다. 아미노산은 체내에서 합성할 수 없어 음식으로 섭취해야 하죠. 지방이 적은 우둔살은 100g당 132kcal입니다. 주요 영양 성분으론 단백질 21.2%, 지방 4.5%가 함유되어 있습니다.

② 표고버섯

단백질, 칼슘, 칼륨, 철, 인, 비타민 B_1, B_2, 나이아신이 들어있습니다.

③ 목이버섯

나이아신, 단백질, 비타민 B1, B2, B6, E, 식이섬유, 아연, 엽산, 철분, 칼륨, 칼슘 등이 들어있습니다. 영양분이 골고루 들어있는데 평소엔 잘 안 먹죠. 그러니 잡채에 꼭 넣어 먹어야 합니다.

④ 시금치

비타민 C가 풍부하고 3대 영양소가 다량 함유되어 있습니다. 무기질이 함유되어 있고, 엽산 또한 많이 포함되어 있습니다. 시금치 100g에는 철 33mg, 비타민 A 2,600IU, 비타민 B1 0.12mg, B2 0.03mg, 비타민 C 100mg와 비타민 K도 들어있어 키 크는 데 좋습니다. 몸에 좋은 시금치지만 잘 안 먹죠. 김밥이나 잡채에 들어갈 때나 먹을까요. 잡채에 들어가 있으면 막 빼놓고 먹으려 하니 잘 먹여야 합니다.

⑤ 당근

당근에는 비타민 A, K1, 비오틴 등이 풍부하게 들어있습니다. 또한 베타카로틴이 풍부합니다. 베타카로틴은 시력 촉진, 성장, 발달, 면역기능에 중요하죠. 비타민 H로 알려진 비타민 B, 비오틴은 지방과 단백질 신진대사에 중요한 역할을 합니다. 피로키논으로도 알려진 비타민 K₁은 혈액응고와 뼈 건강에 중요합니다.

잡채에서 당면만 먹는 아이들도 있죠? 그럼 안 돼요. 키 크는 데 도움이 되려면, 옛날식으로 당면을 아예 안 넣고 먹거나 넣더라도 조금만 넣어서 드시길 바랍니다.

마지막으로 호두를 넣은 멸치볶음입니다. 대부분의 아이는 멸치가 들어간 음식을 좋아하지 않습니다. 그나마 멸치볶음을 약간 달콤하게 해줘야 먹죠. 잘 먹는 걸 해주는 수밖에 없습니다. 여기에 호두를 살짝 넣어서 먹이세요. 그럼 칼슘과 아르기닌 조합의 음식이 됩니다. 키 크기 위해서 꼭 필요한 성분들이죠. 호두 대신 땅콩, 아몬드, 참깨 등도 괜찮습니다.

키 크는 데 중요한 건 영양을 골고루 섭취하는 겁니다. 잘 먹으라고 하면 탄수화물만 많이 섭취하는 경우가 많은데, 그러면 살만 찝니다. 두루두루 잘 먹는 게 무엇보다 중요합니다.

모든 운동이
성장에 이롭지는 않다

요즘도 그러는지 모르겠지만, 제가 학교에 다닐 때는 점심시간에 농구장을 차지하려고 난리가 났었습니다. 일본에서 나온 만화《슬램덩크》가 히트를 치고, 미국에서 마이클 조던(Michael Jordan)이 코트 위에서 날아다니던 시절이었죠. 같은 반 친구들끼리 팀을 짜서 하기도 하고, 반 대항으로 하기도 했습니다. 그럴 땐 반에서 키 좀 크고, 농구공 좀 만져봤다 하는 아이들이 대표로 달려 나갑니다. 전 학교 다닐 때 키가 큰 편이었지만 공이랑은 안 친해서 농구는 별로 안 했습니다.

그런데 농구를 저렇게 열심히 하는 아이들은 키가 커서 농구를 좋아하게 된 걸까요? 아니면 농구를 많이 해서 키가 큰 걸까요? 농구선수들이 키가 커서 농구는 키 크는 운동의 대명사가 돼버렸습니다. 그리고 정말 운동이 키가 크는 데 도움이 될까 하는 생각도 들 수 있겠죠. 키가 크는 데 중요한 것이 성장호르몬의 분비인데요. 미국 뉴욕 시러큐스대학교의 질 카날리(Jill Kanaley) 교수는 단순히 아르기닌만 섭취할 때는 성장호르몬 분비가 100% 증가한 반면, 아르기닌을 섭취하고 운동할 때는 성장호르몬 분비가 300~500% 증가한다는 사실을 밝혀냈습니다. 따라서 키가 크기 위해선 운동을 하는게 좋겠죠.

그렇다면 어떤 이유로 운동을 하면 키가 클까요? 운동을 하면 성장호르몬이 분비되는데 이는 젖산 때문입니다. 운동할 때 근육에서 분비되는 젖산의 자극으로 성장호르몬이 분비됩니다. 그렇다면 이 젖산은 어떤 역할을 할까요? 바로 열심히 운동을 할 때 부족한 에너지를 간에서 끄집어내는 역할을 합니다. 근육을 계속 움직여서 근육이 지쳐갈 때 그렇게 되지 않도록 분비되는 거죠. 성장호르몬은 키크는 것 이외에도 세포의 성장, 재생에 관한 역할도 맡고 있습니다. 즉, 몸에 뭔가가 부족하다 싶을 때 분비되는 겁니다.

그럼 근육을 많이 써서 젖산이 분비될 때 성장호르몬이 많이 나오니까 근육 키우는 운동을 하면 키가 쭉쭉 클 것이라고 생각할 수도 있습니다. 하지만 성장호르몬은 단순히 키 크는 일만 하지 않기 때문에 잘 생각해 봐야 합니다. 분비되는 성장호르몬의 양은 일정합니다. 어느 정도 이상은 분비되지 않을 거고요. 그 일정한 양을 가지고 키도 키우고, 근육도 키우고, 손상된 세포 재생도 하는 겁니다. 그런데 근육운동을 열심히 해서 근육을 키우면 분비된 성장호르몬을 근육 키우는 데 다 써버려 키 크는 데 충분히 작용하지 못할 수 있습니다. 물론 이 또한 사람에 따라서 다를 수 있습니다. 성장호르몬 분비량이 모두 같진 않으니까요.

그렇다면 키가 크기 위해선 어떤 운동을 해야 할까요? 바로 운동할 때 젖산이 분비되고, 근육의 성장보다는 키의 성장을 원활하게 해주는 운동을 해야 합니다. 대표적인 운동으로 농구와 줄넘기가 있습니다. 이 두 운동의 공통점은 상체보단 하체의 근육을 많이 사용한다는 겁니다. 즉 근육량이 많은 허벅지나 종아리 부분을 사용한다는 말이죠.

이 2가지 운동 외에도 하체 근육을 많이 사용하는 운동은 뭐가 있을까요? 중량을 많이 싣지 않는 스쿼트, 런지 등이 하체를 이용한 운동이 될 수 있습니다. 허벅지와 종아리는 우리 몸에서 근육량이 가장 많은 부위에 속하므로, 이 근육들을 이용해서 운동을 하면 젖산의 분비가 증가하고 그에 따라 성장호르몬도 많이 분비될 겁니다.

제가 1년에 10cm 이상 컸을 때가 고등학교 1학년 때였습니다. 그때 몸이 부실해서 운동을 시작했죠. '해동 검도'란 운동이었습니다.

특별한 이유가 있는 건 아니었고 야간자율학습 끝나고 할 수 있는 데가 거기밖에 없었거든요. 그래서 친구랑 둘이 도장을 다녔죠. 넓은 도장에서 관장님이랑 셋이서 운동을 했습니다. 그러다 보니 어디 피할 데도 없고 농땡이 부릴 수도 없었죠. 바로 앞에서 눈을 부라리며 운동을 시키시는데, 안하던 운동을 하니 온몸이 쑤시고 툭 하면 다리에 쥐가 나는 겁니다. 포기하고 싶은 적도 많았지만 친구가 가자고 해서 거의 끌려 다니다시피 했죠. 그래서 그랬는지 그 시절에 키가 정말 쑥쑥 자랐습니다.

무도인이셨던 관장님은 모든 무술의 기본은 하체라고 하셨습니다. 초반에는 정말 자세만 잡다가 왔던 거 같네요. 지금 생각해 보니 그때 했던 하체운동 때문에 다리근육이 자극을 받았고, 그로 인해서 키가 많이 컸던 거 같습니다. 1년 이상을 해서 몸도 많이 튼튼해지고 키도 많이 컸죠.

운동하고 있는데 키가 작으면 무슨 생각이 드나요? 운동을 더 해야 하나? 수영을 하고 있는데 여기다 태권도를 추가해야 하나? 만물 모든 근심 걱정은 운동으로 풀듯이 키 크는 것도 마찬가지라는 생각이 들 수 있습니다. 하지만 이건 착각입니다. 키 성장은 운동량에 비례하지 않습니다. 성장호르몬이 어떻게 작용하는지 헷갈려서 그런 거죠. 오직 키 크는 데만 관여한다고 생각하니 그런 것입니다.

키 성장에 도움을 주는 대표 운동

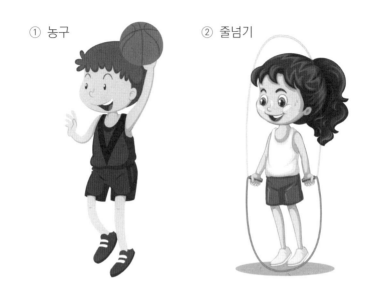

① 농구　　　② 줄넘기

　운동 후에 성장호르몬이 많이 증가된다는 사실을 알아냈습니다. 이런 이유로 운동을 합니다. 많이 나올수록 더 클 수 있을 거라 생각하고 몇 시간이고 하는 거죠. 운동 후에 우리 몸은 지치고, 휴식을 필요로 합니다. 그건 세포들도 마찬가지죠. 군데군데 손상이 간 세포들이 생기고, 이러한 것들을 고치는 데 성장호르몬이 필요합니다. 성장호르몬은 세포의 재생, 성장, 손상을 복구하는 데에 관여하거든요. 즉 어느 정도 이상의 손상이 오면 키 성장이 아니라 세포 재생에 주력하게 된다는 말입니다. 그러니까 키가 안 큰다고 하루에 운동을 3~4시간 하면 어떻게 되겠어요? 성장호르몬이 키 크는 데 쓰이지 않고 손상된 세포들을 수선하는 데 쓰이게 되겠죠.

운동시간을 너무 길게 갖지 마세요. 다시 한번 말하지만 키는 운동량에 비례해서 크지 않습니다. 우리 몸은 그렇게 단순하지 않아요. 그렇다면 키가 크기 위해서는 운동시간을 어느 정도로 잡으면 좋을까요? 사람마다 다르지만 하루 1시간이면 충분합니다. 생활하는 틈틈이 해도 될 정도예요. 운동으로 분비되는 성장호르몬은 보너스라고 보면 됩니다. 월급이 많아야 먹고 살지 보너스만 받고 살 순 없잖아요.

키 크는 데 도움이 되려면 수평 운동보다는 수직 운동을 해야 합니다. 이게 무슨 말이냐 하면요, 빨리 달리기보다 점핑 운동을 하는 게 키 크는 데 도움이 된다는 말입니다. 그럼 이제 어떤 운동을 해야 키가 크는 데 도움이 될지 알아보겠습니다.

키 크는 운동의 조건은 2가지로 요약할 수 있습니다.

① 성장판 자극(점핑)
② 성장호르몬 분비(근육운동)

이 2가지 조건을 만족시키는 게 키 크는 데 도움이 많이 됩니다. 많이 알려진 운동들을 조건에 따라서 3가지로 나눠 말씀드릴게요.

① 성장판을 자극하면서 근육을 적당히 움직이는 운동

: 줄넘기

키 크는 운동의 대명사입니다. 복싱장이나 체육관에 처음 가면 줄넘기만 시킨다죠. 농구 같은 경우에는 농구를 해서 키가 크는 건지, 키 큰 사람들이 농구를 해서 그런 건지 항상 헷갈리는 운동입니다. 배구 또한 점프할 일이 많은 운동이죠. 운동 방향이 위아래인 운동이고요. 뛰기 위해선 다리근육을 많이 움직여야 합니다.

② 근육을 자극하는 운동

: 스쿼드, 런지

성장판 자극을 하진 않죠. 대신에 우리 몸의 큰 근육인 다리근육을 많이 쓰는 운동들입니다. 단 근육은 커지지 않게 해야 합니다.

③ 애매한 운동들

: 수영, 유도, 주짓수, 자전거 등

수영은 참 좋은 운동입니다. 하지만 성장판 자극 여부와 근육 자극에 의한 성장호르몬 분비가 미흡할 수 있습니다. 유도, 주짓수, 자전거 같은 운동들도 근육을 자극시켜 성장호르몬을 분비시킵니다. 운동 방향이 전후좌우, 주로 수평 운동이기 때문에 앞서 말한 운동들보다 효과를 많이 보긴 어려운 거죠. 하지만 이런 운동을 한다고 키 크는 데 방해가 되진 않습니다.

그렇다면 피해야 할 운동에는 어떤 게 있을까요? 바로 근육을 키우는 운동입니다. 다시 말해 같은 운동이라도 근육이 안 커지면 키 크는 데 도움이 되고요, 근육이 커지면 성장호르몬이 근육 커지는 데 쓰여서 도움이 안 됩니다. 운동의 목적은 근육을 움직여 성장호르몬을 분비시키는 것이죠. 근육에 손상을 일으키면 성장호르몬은 근육을 키우는 데 작용합니다. 근육이 커지는 건 근섬유에 손상이 온 후에 그 섬유가 증식되면서 커지는 것이기 때문이죠. 이런 이야기를 들으면 이제 뭐 웨이트나 역기는 들지 말아야겠네 하고 생각하실 수 있지만, 하루에 1시간 운동한다고 근육이 빵빵하게 올라오진 않습니다. 작정해서 먹을 거 가려 먹고 하루에 3~4시간씩 열심히 해도 근육이 나올까 말까예요.

성장호르몬 분비량은 사람에 따라 다릅니다. 운동량에 따른 근섬유 손상도 다를 거고요. 누군 호르몬이 많아서 근육도 크고 키도 클 수 있습니다. 하지만 본인의 호르몬량이 얼마인지는 모르잖아요. 그 상황에서 운동량을 많이 늘리면 성장호르몬은 키 크는 것보단 근섬유 재생에 힘을 쏟게 됩니다.

성장호르몬의 75%는
수면 중에 나온다

키가 크는 데 잠자는 게 중요하다는 건 이미 많은 연구로 밝혀진 사실입니다. 잠을 얼마나 자는 게 좋은지, 잠자리에 드는 시간은 몇 시가 좋은지에 대해서도 관심이 많죠. 충분히 많이 자면 좋겠지만, 어릴 때부터 학원에 다니고 숙제하느라 늦게 자는 게 현실입니다. 그러다 보니 잠을 조금만 자도 키 크는 데 영향이 없는 거 아닌가 하는 생각이 들기도 하죠. 잠을 얼마 안 자도 키가 큰 사람이 있기도 합니다. 하지만 항상 그건 내가 아닌 친구의 이야기일 뿐이죠. 밤에 활동하고 낮에 자도 상관이 없는 거 아닐까 하고 생각하면서 밤새 게임하고 오후 늦게까지 잠을 자는 걸 정당화하기도 합니다.

물론 사람마다 기본 베이스는 다릅니다. 자동차에서도 대형차, 중형차, 소형차가 있듯이 우리도 하드웨어부터 차이가 나죠. 그런데 수

124

잠자리에 드는 시간과 성장호르몬 분비와의 관계

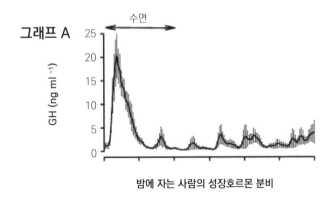

그래프 A

밤에 자는 사람의 성장호르몬 분비

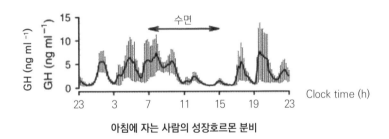

아침에 자는 사람의 성장호르몬 분비

면과 키에 관해 질문하는 걸 보면, "내 친구는 잠도 별로 안 자고 키가 컸는데, 원래 그런 거 아닌가요?"라고 묻는 느낌이 들더군요. 수면이 키 크는 데 중요한 이유는 잠자는 동안에 성장호르몬이 많이 분비되고, 뼈 성장이 수면 중에만 이루어지기 때문입니다. 사람마다 성장호르몬에 반응해서 키가 커지는 건 다르지만, 성장호르몬 분비 자체가 적다면 키가 작을 수밖에 없죠. 그래서 다양한 연구에서 수면 중 성장호르몬 분비를 측정한 거고요. 그 결과를 바탕으로 잠은 몇 시간이나 자야 되는지, 언제 잠자리에 들어야 되는지에 대해서 알아냈습니다.

그래프 A는 낮에 일하고 밤에 자는 사람과 밤에 일하고 낮에 자는 사람의 수면 중 성장호르몬 분비를 나타낸 것입니다. 우선 낮에 일하고 밤에 자는 사람의 성장호르몬 분비를 보면, 11시에 잠자리에 든 직후 성장호르몬이 많이 분비되고 그 후로는 조금씩 분비되는 걸 알 수 있습니다.

밤에 일하는 사람의 경우 아침 7시에 잠자리에 드는데, 수면에 들어가도 성장호르몬이 밤에서처럼 많이 분비되지 않는다는 걸 알 수 있습니다. 결국 밤과 낮이 뒤바뀌면 성장호르몬 분비가 현저하게 줄어들게 되죠.

앞에 나온 그래프 중 낮에 일하고 밤에 자는 사람의 성장호르몬 분비를 기억하시나요? 취침 후 4시간 동안 성장호르몬 수치가 급격히 상승하고, 이후로 분비가 쫙 줄어드는 그래프죠. 눈치가 빠른 사람이라면 그 그래프를 보고, 잠은 짧고 굵게 자는 게 정답이구나 하는 생각이 들 수도 있습니다. 그런데 말입니다. 그건 성인에게만 해당되는 이야기입니다. 성장기 청소년과 성인의 수면 중 성장호르몬 분비 패턴은 다르기 때문입니다.

그래프 B

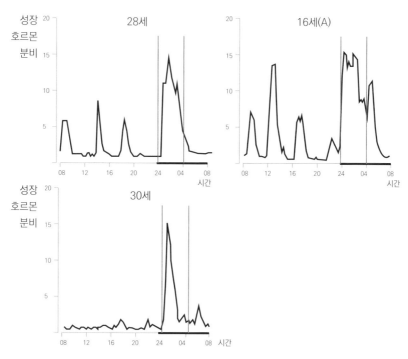

출처 Physilolgy of growth hormone secretion during sleep(The journal of Pediatrics Volume 128, Issue5, Supplement, May 1996, Pages 532-537)

그래프 B는 성장기 청소년과 성인의 수면 중 성장호르몬 분비를 측정한 것입니다. 28세 성인의 수면 중 성장호르몬 분비입니다. 12시부터 4시까지 짧고 강하게 분비하고 그 이후론 많이 줄어든 형태를 보이죠. 30세 성인의 그래프를 봅시다. 비슷하게 12시부터 4시까지 성장호르몬이 많이 분비되는 모습입니다. 여기까지 보고, 희열

그래프 C

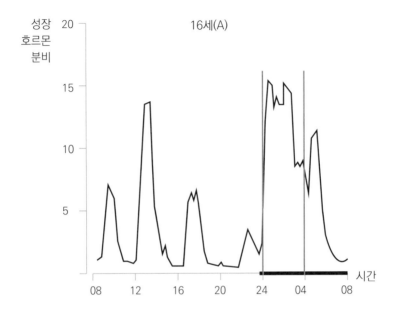

을 느끼며 '바로 이거야!'라는 생각이 드는 분들이 있나요? '12시부터 4시까지 짧고 굵게! 이게 핵심일 거야'라고 생각하면서요. 그런데 앞서 말씀드렸듯이 성인과 성장기 청소년에서 수면 중 성장호르몬 분비 패턴은 많이 다릅니다.

그래프 C에 있는 건 16세 청소년의 수면 중 성장호르몬 분비 그래프입니다. 딱 봐도 앞에서 봤던 성인 그래프랑 달라 보이죠?

성인이 수면 중 성장호르몬이 가장 많이 분비된 12시부터 4시까

그래프 D

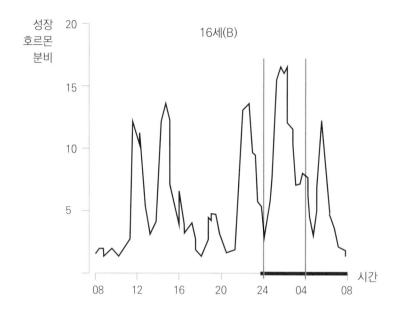

성장
호르몬
분비

16세(B)

시간

지의 구간을 나눈 겁니다. 청소년은 4시 이후에도 성장호르몬이 계속 분비되는 걸 알 수 있죠? 게다가 그 양도 무시할 수 없는 수준입니다. 다른 사람도 한번 볼까요?

마찬가지로 그래프 D도 16세 청소년의 그래프이고요. 4시 이후에도 유의미한 수준의 성장호르몬 분비가 나타나는 걸 알 수 있습니다. 게다가 12시 이전 밤 8시부터 12시 사이에서도 성장호르몬 분비가 많이 되는 걸 알 수가 있죠.

사람에 따라 다르다는 게 바로 이런 겁니다. 저녁 8시 이후부터 성장호르몬 분비가 많이 되는 친구들은 8시부터 자면 키 크는 데 도움이 되는 거고요. 12시 이후부터 성장호르몬 분비가 증가되는 친구들은 12시 이전에 잠자리에 들어야 키가 클 수 있다는 겁니다.

그렇다면 몇 시간을 자야 키 크는 데 도움이 되느냐? 앞서 그래프에서 보았듯이 8시간은 자야 합니다. 그러니까 밤 12시부터 아침 8시 전까지 수면을 취해야 하는 거죠. 청소년기엔 '집중해서 4시간 수면' 같은 걸 했다간 성장호르몬이 모자랄 수가 있습니다. 모두가 저녁 8시부터 잘 필요는 없지만, 늦어도 12시 이전엔 잠자리에 들어야 키 크는 데 도움이 되는 거죠.

수면의 질 또한 성장호르몬 분비에서 중요한 부분인데요. 수면 패턴은 크게 5가지로 나누어집니다. 1단계, 2단계, 3단계, 4단계, REM 수면으로 분류되고요. 1단계는 하품을 하면서 졸리기 시작한 단계. 선잠을 잔다고 하죠. 깨어있는 시간이 더 많습니다. 2단계는 꾸벅꾸벅 조는 단계. 자는 시간이 더 많습니다. 3단계는 졸다가 건드리면 놀라서 깨는 상황이고, 4단계는 건드려도 잘 안 깨는 단계입니다. REM 수면은 꿈을 꾸는 단계입니다. 이 단계들을 반복해서 진행하죠. 잠이 들면 초반 3, 4단계에서 성장호르몬의 70%가 분비됩니다. 밤새 꿈을 많이 꾸면 성장호르몬 분비가 저하되고요.

그래서 수면 초반이 중요합니다. 잠자는 시간을 잘 지켜야 하는 이유가 여기 있습니다. 아무 때나 자면 성장호르몬이 분비될까요? 낮잠을 자면 어떨까요? 앞에서 봤듯이 밤과 낮이 뒤바뀐 사람들의 성장호르몬 분비가 낮에는 잘 되지 않고 있었습니다. 낮잠을 자면 밤에 잠이 잘 안 오죠. 성장호르몬 분비에 역효과를 일으킬 수 있습니다.

키 작은 아이들의 성장호르몬 분비를 검사했더니 효율적으로 분비되지 않고 있었습니다. 수면 3, 4단계에서 많이 분비되어야 하는데 분비되는 양이 적었죠. 사춘기 이전 아이들에게 아토피가 있는 경우에는 자다가 간지러워 잠에서 잘 깰 수 있습니다. 잘 때 성장호르몬 분비에 영향을 미쳐서 키가 잘 안 자랄 수 있으니 간지럽지 않도록 잘 관리해 줘야 합니다.

잠자는 데 방해되는 것에는 수면 무호흡증도 있습니다. 소아비만에서 나타나죠. 그럼 밤에 잘 자려면 어떻게 해야 할까요? 자기 전 격렬한 운동, 식사, 핸드폰을 안 하는 게 좋고요. 잠자기 2시간 전엔 물도 마시지 않는 게 좋습니다. 밤에 오줌이 마려우면 자다가 깨니까요. 우리의 몸은 태양의 순환에 맞춰서 반응합니다. 낮에 암막치고 자도 세포가 낮인 걸 알고 있죠. 그러니 낮잠을 잔다고 성장호르몬이 많이 분비되지 않습니다.

그렇다면 숙면을 하기 위해선 어떤 방법이 최선일까요? 논문으로 밝혀진 최고의 방법은 잠자기 전 목욕입니다. 몸을 따뜻하게 해주기 위해서 목욕을 하는 것이죠. 스탠퍼드대학교에서 연구한 결과, 40도 온도의 물로 90분 동안 욕조에 들어가 있는 것이 숙면을 취하는 데 가장 효과적이었습니다.

잠을 설치면
키가 안 큰다

 잘 시간만 되면 늘 겪는 일이 있습니다. 이제 그만 자자고 하면 "잠깐만!" "이번 판만 하고 잘게요." "이것만 보고 잘게요." 늘 같은 대사입니다. 자기 직전까지 스마트폰, 컴퓨터, 텔레비전과 함께하죠. 몇 분 있다 가보면 아직도 하고 있습니다. "핸드폰 다 압수야. 일주일 동안 금지!" 이렇게 소리를 버럭 질러야 잠자리로 갑니다. 하루 종일 "심심해!"를 외치다가 침대에 누우면 잠이 안 온다고 하죠.

 잠을 푹 자려면, 잠자리에 들기 전이 중요합니다. 우리의 뇌에는 외부 자극을 받는 '편도체'와 근육의 움직임을 조절하는 '기저체'라는 부위가 있습니다. 일상생활을 할 때는 이 부분들이 활발하게 작동하죠. 스마트폰이나 컴퓨터를 할 때도 이 두 부위가 활성화됩니다. 눈으로 자극을 받고, 손가락을 움직이니까요.

이 두 부위의 활동 수치가 떨어져야 잠을 잘 잘 수 있습니다. 그러기 위해선 자극은 덜 받고 근육의 긴장은 풀어줘야 하죠. 이 2가지를 동시에 만족시키는 게 바로 목욕입니다. 외부의 자극을 차단하고, 따뜻한 물에 들어가면 근육의 긴장이 풀어집니다. 잠이 안 온다고 누워서 양을 세는데, 사실 효과는 별로 없습니다. 깊은 잠에 들어야만 성장호르몬이 왕성하게 분비됩니다. 앞서 말했던 수면 3~4단계인데, 외부의 약한 자극에도 잠이 안 깨는 상태죠.

주변은 어둡게 하고, 불은 약간 노란빛으로 켜놓고 자는 게 좋습니다. 아토피가 있다면 간지럽지 않아야 푹 잘 수 있습니다. 온몸의 근육을 풀어줘야 하는 이유는, 근육이 경직되어 있으면 뼈가 자라는 걸 방해할 수도 있기 때문이죠. 잠자는 자세는 크게 상관이 없습니다. 본인이 편한 자세로 자면 되죠. 이렇게 했음에도 불구하고 잠을 깊게 못 잔다면 2가지 방법이 있습니다.

첫 번째, '해파리 수면법'입니다. 미군들이 시끄러운 환경에서도 잠을 자기 위해 개발한 훈련법입니다. 추운 곳에 있다가 따뜻한 데 가면, 몸이 노곤해지면서 풀리죠. 온도 변화 없이 이미지 트레이닝만으로 그런 상황을 만들어 주는 방법입니다. 머릿속 생각만으로 온몸 근육을 흐늘흐늘하게 만드는 거죠.

일단 주위 환경을 차분하게 만들고 침대에 눕습니다. 눈을 감고 검은 이미지를 생각해 보세요. 그 외 생각들은 지우시고요. 심장에서 먼 부위부터 근육이 풀리면서 기운이 쫙 빠진다고 생각합니다. 손끝, 발끝부터 서서히 심장 방향으로 근육들이 풀어지는 겁니다. 얼굴도 마찬가지죠. 웃을 힘조차 없을 정도로 얼굴 근육에 힘을 빼는 겁니다. 아무 생각이 없는데 잠이 잘 안 온다면 효과적인 방법입니다. 다만 잡생각이 많거나 나이가 어린 편이라면 이미지 트레이닝하기가 쉽지 않을 겁니다. 그런 사람들에겐 다음 방법을 권해 드립니다.

두 번째, '안구 운동법'입니다. 자다가 몸을 움찔움찔 움직이는 걸 본 적 있으신가요? 뇌와 근육이 따로 움직여서 그런 건데요. 몸을 움직일 땐 근육이 활발하게 움직이도록 뇌의 기저체에서 신호를 보냅니다. 잠을 잘 때는 그 신호의 강도가 약해지죠. 그런데 뇌에서 보내는 신호가 약해지지 않은 상태에서 잠자리에 누우면 몸을 막 움직이고 싶은 상태가 유지됩니다. 막 달려가다가 딱 멈춘다고 해서 우리 심장이 두근두근 뛰다가 갑자기 천천히 뛰고, 피가 빨리 돌다가 멈추진 않죠. 다시 말해 사람의 몸은 서서히 속도를 줄이는 단계가 필요하다는 겁니다.

근육의 움직임을 담당하는 뇌에서 이제 그만 잘 거라는 신호를 보내게 되는데요. 자기 전 외부 자극이나 활동에 의해서 그 신호가 줄어들지 않은 겁니다. 이걸 안구, 눈동자의 움직임으로 줄일 수 있습니다.

누워서 두 눈을 감고 눈동자를 좌우로 움직여 보세요. 눈동자의 움직임에 집중하면 됩니다. 눈을 감고 하는 거예요. 이렇게 함으로써 기저체의 활동 수치를 낮춰줍니다. 잠시만 해도 약간 어질한 느낌이 들 거예요. 움직일 때 눈이 까끌까끌한 건 눈이 건조해서 그런 거고요. 화면을 너무 많이 봐서 그렇습니다. 몸 근육의 긴장이 여전히 강한 상태에선 안구의 움직임이 뻑뻑할 수 있습니다. 좌우로 움직일 때, 힘든 느낌이 들 수도 있는데, 이럴 땐 계속하다 보면 부드러워집니다. 처음부터 눈을 감고 하기 힘들다면, 일단 눈을 뜨고 하다가 익숙해진 후 눈을 감고 해보세요. 오랫동안 하지 않아도 금방 잠에 들 수 있습니다.

방학동안
키크는 생활계획표

방학이 되니까 중학교 다니는 아들은 핸드폰을 들고 침대랑 합체가 되더군요. 그동안 학교 다니고, 학원도 다니느라 못했으니 어느 정도 이해는 합니다. 하지만 방학이 시작하자마자 늦게 자고 늦게 일어나고, 그런 생활을 하면 좋을 게 없습니다. 우리의 몸 안에는 DNA에 각인되어 있는 생체시계라는 것이 있습니다. 사람은 이 시계에 맞춰 생활을 해야지만 건강하고 키도 클 수 있습니다.

2017년 스웨덴 카롤린스카의대 노벨위원회는 생체시계의 비밀을 밝혀낸 미국의 과학자 3명에게 노벨 생리·의학상을 수여한다고 밝혔습니다. 사람을 비롯한 동·식물 세포 안에는 생리현상을 주관하는 생체리듬, 즉 시계와 같은 메커니즘이 작동하고 있습니다. 이를테면 식사를 언제 해야 할지 또는 언제 자고 언제 일어나야 할지 등을 주기적으로 알려주는 기능을 말합니다. 노벨위원회에 따르면 이들 3명의 과학자는 초파리에게서 생체리듬을 관리하는 유전자를 분리하는 데 성공했다고 합니다. 이 유전자 신호에 따라 주기적으로 밤에는 세포 내 분자가 축적되고, 낮에는 분해되고 있다는 사실을 확인했습니다.

수상자들은 세포 안에서 스스로 움직이는 시계태엽 같은 생체시계 메커니즘을 발견했습니다. 일상적인 행동을 비롯해 호르몬 분비량, 수면, 체온, 신진대사 등에 이르기까지 생리작용 전반을 통제하고 있었습니다. 이는 사람이 습관적으로 생체시계를 자주 거스를 경우 건강을 크게 해칠 수 있다는 것을 의미합니다. 생체시계는 우리의 몸이 태양의 주기에 맞춰서 움직이게 돼있다는 걸 의미합니다. 낮에 활동하고 밤에 잠을 자야지만 몸이 제 기능을 할 수 있다는 이야기죠.

그렇다면 이런 생체시계를 거스르지 않으면서 키도 클 수 있는 하루 계획표를 볼까요? 아침, 점심, 저녁으로 나누어서 보도록 하겠습니다. 우선, 아침에 늦게 일어나지 않습니다. 늦게 일어나는 이유가 밤늦은 시간까지 잠을 안 자서라면 더더욱 그렇죠. 학교 가던 시간에 일어나서 생활하는 게 좋습니다. 아침 식사도 꼭 챙겨 먹는 게 좋고, 오전에는 운동을 하는 게 좋습니다. 여름방학이라면 햇볕이 뜨거워 오히려 몸에 무리가 갈 수도 있거든요.

이때 명심해야 할 건, 운동 후에 덥다고 해서 이온음료를 마셔서는 안 된다는 겁니다. 오전에 하는 운동은 성장호르몬이 분비되는 중요한 순간인데, 기껏 운동해서 성장호르몬이 나올 타이밍에 이온 음료를 먹어서 성장호르몬 분비를 억제시키면 안 되겠죠.

키가 크기 위해선 오후부터 잠자기 전까지의 시간을 잘 관리를 하는 게 중요합니다. 점심과 저녁 사이에 간식으로 과일이나 과자를 먹는 경우가 많은데요, 아예 안 먹을 게 아니라면 밥 먹고 바로 먹이세요. 밥을 먹은 직후에는 인슐린이 분비하니 그때 같이 디저트로 먹는 게 좋습니다.

또 낮잠을 자는 경우가 있는데 낮에는 잠을 길게 자지 마세요. 자더라도 30분 이내로 자야 합니다. 앞서 설명한 생체시계 때문에 낮엔 잠을 자더라도 성장호르몬이 많이 분비되지 않습니다. 오히려 밤에 숙면을 하는 데 방해될 뿐이죠. 잠자는 시간은 성장호르몬이 분비되는 중요한 때입니다. 그렇기 때문에 자기 전에는 준비를 해야 합니다. 저녁은 웬만하면 일찍 먹도록 하세요. 잠잘 때 공복 상태를 유지하는 게 성장호르몬 분비를 원활히 하는 데 좋습니다. 그러니 저녁 먹고 난 후에 먹는 간식은 바람직하지 않습니다. 특히 달콤한 간식은 더욱 좋지 않으니 웬만하면 피하세요.

잘 준비를 위해서 몸을 씻었다면, 자기 전에 할 일이 있습니다. 아주 중요한 일이죠. 바로 스트레칭입니다. 하루 종일 바쁘 움직인 근육들을 풀어주는 겁니다. 스트레칭은 땀이 나지 않을 정도로만 하는 게 좋습니다. 근육이나 인대가 경직돼 있으면 성장호르몬은 그걸 먼저 해결하는 데 쓰입니다. 그러니 근육을 풀어주어야 합니다. 어떻게 할지 모른다면 기지개를 켜세요. 팔을 쭉 뻗고 온몸을 늘리는 듯한 기분으로 말이죠.

3장

키가 안 클 때
병원에 가야 하는 경우

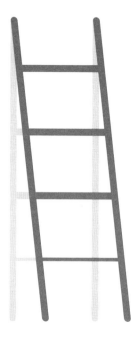

키가 작으면
무조건 병원에 가야 할까?

키 크는 걸 방해하는 질병들이 많습니다. 유전적 질환 같은 경우 그 특징이 잘 나타나기 때문에 쉽게 발견할 수 있지만, 겉으로 별반 표시가 나지 않는 질병들도 있습니다. 단지 키가 작은 거 빼곤요. 희귀하지 않고 흔하게 접할 수 있는 것들도 있습니다. 모르고 지나쳐서 다 큰 후에, '그래서 안 컸구나' 할 수도 있고요.

어떤 경우에 질병에 의한 저신장을 의심해 볼 수 있을까요? 첫 번째는 100명 중 앞에서 세 번째 미만으로 작은 신장을 가진 경우입니다. 약간 애매하죠? 두 번째로는 성장 속도로 판단합니다. 1년에 얼마나 자랐는지 보는 거죠. 성별과 나이에 따라 다르나 대개 출생 후 1년까지는 18~25cm, 1~2세 사이에는 10~13cm, 2세에서 사춘기 (rapid adolecentgrowth) 전까지는 1년에 적어도 5~6cm 이상은 자라야

144

합니다. 그래서 1년에 4cm 미만의 성장 속도^(growthvelocity)로 자랄 경우 성장지연에 대한 평가를 받아야 하는 거고요.

뇌하수체에선 여러 가지 호르몬이 분비됩니다. 그중 하나가 성장호르몬입니다. 뇌하수체에 이상이 오면 호르몬 분비 기능이 떨어지게 되죠. 항상 가장 처음 보이는 것이 성장호르몬 결핍이고, 이후 성선자극호르몬^(gonadotrophins, LH and FSH), 갑상샘자극호르몬^(TSH), 부신피질자극호르몬^(ACTH)의 결핍으로 이어집니다. 이것을 '뇌하수체 기능부전'이라고 합니다.

① 성장호르몬 결핍증^(Growth hormone deficiency)

: 뇌하수체 기능부전이 원인

성장호르몬이 감소할 때는 특별한 증상을 발견하기가 어렵습니다. 성장호르몬 결핍은 자궁 내 성장에는 영향을 미치지 않고요. 출생 후 1년 동안 정상보다 작을 수 있습니다. 때때로 출생 당시부터 성장장애가 나타날 수도 있고요. 성장호르몬 결핍증의 많은 경우가 '특발성' 또는 '원인을 모르는'이라는 의미로 불립니다. 특발성 성장호르몬 결핍증은 영국 인구에서 출생아 5,000명 중 1명의 비율로 발생합니다.

일부 유전적인 경우도 있습니다. 약 3% 정도는 형제 또는 자매에게서도 같은 장애가 발생합니다. 원인은 정확히 모르나 여아보다 남아에서 2~3배 정도 많이 발생합니다. 가장 눈에 띄는 증상은 저신장증입니다. 성장 속도가 느리고, 정상적으로 성장한 사람과 비교했을 때 키가 정상의 50~60% 정도까지밖에 자라지 않습니다. 부모의 키를 고려하여 계산해 본 예상치보다 약 40cm 정도가 작은 것으로 나타나고 있죠. 유아기를 지나면 복부비만이 심해지고 또래보다 어려 보이는 모습을 보입니다. 또한 어린아이 같은 고운 피부와 혈색을 보이고, 일상생활 중에 쉽게 피곤해합니다. 허약하고 활발하지 못하며 사춘기도 늦게 찾아올 수 있습니다. 허리 주위 지방의 증가, 근육량과 근력의 저하, 경미한 골밀도 감소, 수면장애 등이 나타날 수 있고요. 운동 수행 능력 감소, 활력 저하, 행복감 저하, 경미한 우울 증세도 발생할 수 있습니다.

이런 아이들은 단순히 작을 뿐이지 골격 비율이나 안면 모습, 지능은 정상입니다. 보통 사람들보다 살이 찐 편이고, 성장호르몬 치료 시에 체중이 감소합니다. 종종 골연령의 지연이 있습니다. 진단은 자극검사 시 성장호르몬 생성 부족으로 확진합니다.

질병에 의한 저신장증이 의심되어 병원에 가면 여러 가지 검사를 합니다. 단순히 엑스레이(X-ray) 한 번 찍고 피 한 번 뽑고 나서 확인되지 않는 경우도 많지만, 검사 자체를 너무 걱정할 필요는 없습니다. 2가지 검사 외에 유전자 검사, CT 또는 MRI 촬영을 할 수도 있고요. 필요에 따라서 다른 검사들이 추가될 수도 있습니다.

성장호르몬 결핍증 치료는 1958년 미국 보스턴에서 사람의 성장호르몬을 이용하여 처음으로 성공했습니다. 이후엔 생합성 성장호르몬을 사용하고 있고요. 치료는 조기에, 적어도 6세 이전에 시작하면 결과가 좋습니다. 늦은 시기에 치료를 시작하여 좋은 결과가 있었던 경우도 있지만 항상 그런 것은 아닙니다.

성장호르몬 주사 치료는 성적 성숙을 유도할 수 있고, 투여한 호르몬에 대한 항체가 생성될 수도 있습니다. 이렇게 되면 치료에 효과가 없을 수 있습니다. 그러나 현재의 생합성 성장호르몬 투여에서는 극히 드문 일입니다.

② 갑상샘저하증(Hypothyroidism)

뇌하수체 기능부전에 의해서 갑상샘자극호르몬이 감소하면 갑상샘호르몬의 분비가 저하됩니다. 갑상샘저하증은 다른 원인에 의해서도 나타날 수 있습니다. 갑상샘저하증이 생기면 어떤 이유에 의해서든 키 성장이 방해받습니다. 갑상샘 호르몬이 성장에 중요한 역할을 하기 때문이죠.

이 호르몬은 열과 에너지 생성에 필수적입니다. 부족한 경우 온몸의 대사기능이 저하되고, 추위를 잘 타게 되며 땀이 잘 나지 않습니다. 피부는 건조하며 창백하고 누렇게 됩니다. 쉽게 피로해지고 의욕이 없고 정신 집중이 잘 되지 않고 기억력이 감퇴합니다. 얼굴과 손발이 붓고요, 식욕이 없어 잘 먹지 않는데도 몸이 붓고 체중이 증가합니다. 목소리가 쉬며 말이 느려지고, 위장관 운동이 저하되어 먹은 것이 잘 내려가지 않고 심하면 변비가 생깁니다. 팔다리가 저리고 쑤시며 근육이 단단해지고 근육통이 나타납니다.

갑상샘저하증에서 나타나는 부종은 특징적으로 손가락으로 눌러도 들어가는 자리가 생기지 않습니다. 증상은 매우 다양하고요. 다른 질환에서 나타나는 증상과 유사한 경우가 많습니다. 오랜 시간에 걸쳐 매우 서서히 진행하기 때문에 어느 정도는 적응이 되어 스스로 자각증상을 느끼지 못하는 경우가 많습니다. 초기에는 자각증상이 거의 없이 검사 결과로만 알 수 있는 경우도 있고요.

③ 알레르기 질환들
: 아토피, 알레르기코염, 천식
아토피가 심해 가려움증 때문에 밤잠을 설치는 아이들은 성장호르몬 분비가 저해되고 뼈 성장에 방해를 받을 수 있습니다. 성장의 첫 번째 요소인 '숙면'을 이루지 못하기 때문이죠.

미국 위스콘신대학교 수의과대학 노먼 윌스먼(Norman Wilsman) 박사는 양의 정강이뼈에 작은 센서를 넣어 언제 키가 잘 자라는지 알아보는 실험을 했습니다. 실험 결과 양이 서있거나 돌아다니는 동안에는 뼈가 거의 자라지 않았고, 잠을 자거나 누워서 쉴 때 성장했음을 알 수 있었습니다. 다시 말해 숙면을 할 때 키가 자란다는 것입니다.

아토피, 비염, 천식 등 알레르기 환자들은 가려움증이나 코막힘, 기침으로 인해 수면을 방해받습니다. 가려움증 및 피부 변화로 인한 스트레스도 성장을 방해하는 요소입니다. 인간의 몸은 마음의 영향을 크게 받아, 어린아이들이 스트레스를 심하게 받게 되면 키 크는 데 지장이 생길 수 있습니다.

알레르기 질환에서 나오는 물질이 있습니다. 프로스타글란딘이란 물질이고요. 뼈 신생, 골 흡수에 작용을 합니다. 면역반응을 하느라 이 일에 방해를 받게 되는 거죠. 그래서 키 크는 데 영향을 받습니다. 알레르기 질환들은 특징들이 잘 나타나기 때문에 헷갈릴 일은 없겠지만, 증상이 심할 경우 육체적으로나 정신적으로 많이 힘들 수 있습니다. 그렇기 때문에 치료를 해야 하는 건 말할 필요도 없이 당연합니다.

④ 성조숙증

: 키가 커서 착각할 수 있다

성조숙증은 주의 깊게 봐야 합니다. 또래에 비해 키가 큰 경우가 많기 때문이죠. 사춘기가 빨리 오면 그만큼 성장이 빨리 끝나버리기 때문에 미리 찾아내야 합니다. 남자아이들의 성조숙증은 보통 만 9세 이전에 오는데요, 고환이 커졌다면 의심해 볼 수 있습니다. 여기서 말하는 커짐은 4cc 이상을 말하는데 쉽게 알아채기는 어렵습니다. 4cc라고 하면 엄지손가락 큰 마디 이상을 말하는 겁니다. 보통 아이들 고환이 크진 않거든요.

여자아이들의 성조숙증은 남자아이보다는 발견하기 쉽습니다. 보통 만 8세 이전에 오는데, 가슴이 커지면서 멍울이 생겼을 경우 성조숙증을 의심해 볼 수 있습니다. 갑자기 키가 자라도 의심해 봐야 합니다. 한 달에 4cm씩 막 자란다면 말이죠.

병원에 가면 뼈 검사와 피 검사를 하게 됩니다. 한 번에 끝나는 게 아니라 의심되면 여러 번 할 수 있습니다. 뇌와 난소, 부신에 이상이 있을 때 성조숙증이 올 수 있습니다. 그러므로 확실한 증상이 있다면 검사를 받아보는 게 좋습니다.

성조숙증 치료를 위해 주사 치료를 받아야 할지 고민하다가 치료를 아예 포기하시는 분들을 가끔 봅니다. 그러고는 그저 자연스럽게 빨리 성장한 것이라고 말씀하시더군요. 성조숙증은 환경호르몬의 영향으로 나타납니다. 인공적으로 발생한 것이기 때문에 자연적으로 없어지긴 쉽지 않고요. 주사 치료를 받지 않는 건 자연 성장이 아니라 인위적 성장 방해를 방치한다고 전 생각합니다.

제가 돈을 벌기 위해서 이런 말을 한다고 생각하실 수도 있습니다. 하지만 여러분들이 열심히 성조숙증 주사를 맞더라도 제 통장엔 10원 한 장 늘어나지 않습니다. 맞아야 할 사람들이 안 맞을 경우 나중에 어떻게 해보려고 해도 그때는 늦습니다. 정확하게 검사한 후 진단받으셨다면 맞으시길 권합니다.

성조숙증 주사는 심한 부작용이 나타나진 않습니다. 12~13세에 끝나고요, 치료제는 성호르몬 유사체입니다. 보통 4주에 한 번 주사하고, 3개월에 한 번 맞는 주사도 있습니다. 성조숙증 주사를 맞는 동안에는 키가 잘 자라지 않습니다. 하지만 치료가 끝난 후엔 더 많이 자라니 걱정하지 않으셔도 됩니다.

성장호르몬 결핍증, 갑상샘저하증, 알레르기 질환, 성조숙증 외에도 키에 영향을 미치는 질병들은 많습니다. 그중 이 질병들을 언급한 건, 겉으로 별 표가 안 나거나 키 크는 데 영향이 별로 없을 거라 생각하실 거 같기 때문입니다.

우리 뇌에 숨은
키의 비밀

유전자는 우리 몸에 많은 영향을 미칩니다. 유전이 미치는 영향이 키와 비슷한 건 아마도 공부 때문일 거라고 생각되는데요. 어떤 아이는 책상에 앉아서 책을 보는 게 별로 힘들지 않은 반면, 어떤 아이는 무척 힘들어하죠. 어떤 아이는 따로 무언가를 하지 않아도 키 크는 생활 습관이 자연스럽게 몸에 배서 나오지만, 어떤 아이는 힘겨워합니다. 공부하는 것과 키 크는 것의 공통점은, 어렸을 때부터 하면 좋다는 것입니다. 조기교육을 말하는 것이 아닙니다. 책 읽는 습관을 일찍 들인다면 나이가 들어 책상 앞에 앉는 게 익숙해집니다. 키 크는 데 있어서 나이는 매우 중요한 요소입니다. 어릴수록 클 수 있는 가능성이 더 많고요.

유전을 이야기하면 당장 부모님들의 키가 유전의 모든 것처럼 보일 수 있습니다. 하지만 유전자에는 그 이전부터 축적되어 온 정보들이 들어있습니다. 오랜 세월 동안 가혹한 환경에서 살아남기 위해 인간은 자신의 몸을 세대를 거쳐 가며 바꿔왔고, 그 결과가 현재에 나타나는 겁니다.

키에 관련된 유전자들은 특정 조건을 만족할 때 발현되는 경우가 종종 있습니다. 사람도 생명체이기 때문에 목숨을 유지하는 것이 최우선입니다. 그다음이 키가 크거나 살이 찌거나 하는 상황이죠. 그렇기 때문에 우리의 몸이 지금 환경이 키가 크기에 적당하다고 느껴야 합니다. 직접적으로 생명에 위협을 느끼진 않지만, 원시 인류일 때의 오랜 경험이 유전자에 새겨져 있어서 그 비슷한 상황이 오면 본능적으로 느끼게 되는 겁니다.

그러한 상황들은 어떤 게 있을까요? 불안, 초조, 공포, 극심한 흥분 상태는 우리의 뇌가 안정적이지 못하다고 판단되는 순간입니다. 실질적으로 영양 공급이나 수면이 부족할 때도 위협을 느끼게 됩니다. 결국 인간의 뇌가 평온함을 느끼는 상황이 되어야, 키 크는 유전자가 제대로 활동을 하게 되는 겁니다. 극심한 스트레스, 불안감, 우울 같은 심적 변화는 정신뿐만 아니라 육체에도 영향을 미치는 거죠. 더구나 성장기 때의 환경이 그렇다면 키 크는 데 영향을 미칠 수밖에 없습니다.

특히 키가 한창 자라는 시기는 성인 이전이기 때문에 아이들 키를 키우기 위해선 부모님들이 잘 관리해 주어야 합니다. 키가 크기 위해서 가장 중요한 건 성장호르몬의 분비입니다. 성장호르몬이 잘 분비되기 위해선 어떻게 해야 할까요?

무엇보다 앞으로 소개할 4가지를 잘 실행해야 합니다. 특정 질환 때문에 성장호르몬이 잘 분비되지 않는 경우도 있습니다. 저신장증이 의심된다면 우선 병원에 가서 검사를 받아보시길 권해드립니다. 검사 후 별다른 이상이 없을 경우엔 여기서 소개하는 방법들을 참조하시기 바랍니다.

① 수면

키 크려면 잘 자야 된다는 이야기 들어보셨죠? 이건 속설이 아니라 과학적 사실입니다. 여기서 잘 자는 건, 잠자는 시간을 길게 하라는 이야기는 아닙니다. 성장호르몬은 수면 초반 몇 시간 동안 가장 많이 분비됩니다. 수면 깊이에 따라서 그 분비량이 증가하고요. 즉 깊게 잘 때 성장호르몬이 많이 분비되고 키도 크게 되는 겁니다. 그러니 잠자기 직전 휴대폰 사용이나 식사, 운동은 자제하는 것이 좋습니다.

② 운동

키 크려면 역시 운동을 해야 합니다. 그럼 어떤 운동을 하면 될까요? 농구, 축구, 줄넘기, 달리기? 정답은 '운동의 종류는 중요하지 않다'입니다. 그렇다면 뭐가 중요할까요? 성장호르몬 분비에 운동이 중요한 것은 운동할 때 생성되는 젖산 때문입니다. 이 젖산이 성장호르몬 분비를 자극하기 때문이죠.

그럼 이 젖산은 뭘까요? 젖산은 운동 중에 근육 피로도를 증가시키는 물질입니다. 우리의 근육이 어느 강도 이상의 운동을 할 때 이 젖산이 분비되기 시작합니다. 그러니까 약간은 격렬하다 싶은 운동을 해야 하는 거죠. 농구를 해도 열심히 하고 축구를 할 때도 마찬가지고요. 살살 걷는 것보단 빨리 뛰어야 하는 겁니다. 근육 운동을 할때 젖산이 더 많이 분비되기도 합니다. 결국 '운동을 열심히 해야 키가 큰다'는 말입니다. 저 같은 경우 한창 키가 클 때 이틀에 한 번씩 다리에 쥐가 날 정도였습니다. 그 정도로 운동을 열심히 해서 1년 동안 10cm 이상이 자랐었죠.

③ 영양

먹는 것에 따라서 성장호르몬 분비가 증가됩니다. 아르기닌이란 물질이 있습니다. 이 물질은 단백질이 분해돼서 생긴 아미노산의 일

종입니다. 아르기닌은 성장호르몬 분비를 촉진시키는 작용을 합니다. 운동하면서 먹었을 때 성장호르몬이 3~5배 더 분비된다는 연구 결과도 있습니다. 아르기닌이 풍부하게 들어있는 음식을 많이 섭취하는 게 좋습니다. 그렇다면 아르기닌은 어떤 음식에 들어있을까요? 소고기, 돼지고기, 닭 가슴살에 들어있고, 특히 호두에 많이 들어있습니다. 검은콩에도 들어있고요. 키를 크게 하려면 호두, 콩을 많이 먹어야 합니다. 따로 호두를 먹거나 밥에 검은콩을 넣어 먹거나 콩나물을 많이 먹는 게 좋겠죠. 제가 제일 잘 먹는 음식 중의 하나가 고기랑 콩나물이었습니다.

④ 식습관

혈중 높은 당수치는 성장호르몬의 분비를 억제시킵니다. 당수치가 과도하게 높거나 높은 상태로 지속될 경우 성장호르몬 분비를 저하시킵니다. 그렇다면 어떻게 식습관을 조절해야 할까요? 끼니를 잘 챙겨 먹되, 사탕이나 음료, 과일주스 등을 식사 사이에 먹지 않고, 저녁은 일찍 먹는 게 좋습니다. 그래서 공복 시간을 늘리는 게 좋고요. 일찍 저녁 먹고 일찍 잠자리에 들어야 키가 클 수 있습니다. 저 같은 경우 저녁을 일찍 먹고 아침을 거르고 바로 점심을 먹는 습관을 가지고 있었습니다. 아침을 안 먹었지만 키가 잘 크더군요.

정리하면, 깊은 숙면, 강도 높은 운동, 아르기닌^(호두) 섭취, 혈당 수치를 낮게 유지하는 식습관^(공복 시간을 늘리는 식습관)이 키를 크게 하는 데 도움이 됩니다.

햇빛은
식물만 자라게 하는 게 아니다

최근에 햇볕을 쬔 게 언제인가요? 잠깐 지나가면서 쬔 거 말고 20분 이상 충분히 햇볕을 느껴본 거 말입니다. 밖에 나가서 바람이라도 쐬려고 하면 일단 휴대폰을 꺼내 들죠. 오늘 미세먼지가 얼마나 되려나? 이런, 미세먼지가 심해서 나가질 못하겠네. 이러다 보니 아이들에게도 나가서 놀라고 하기도 뭐합니다. 사람은 식물처럼 광합성을 하진 않지만 키가 쭉쭉 크려면 햇빛이 필요합니다. 오랜 시간 동안 지구에서 살아와서 그렇게 만들어졌나 봅니다.

100층짜리 건물을 지으려면 설계도가 필요하고, 시멘트, 철근 등이 필요합니다. 설계도만으로 건물이 완성되진 않으니까요. 유전은 키가 크는 데 있어서 설계도 역할을 합니다. 우리가 먹는 것들은 시멘트고 철근인 거죠. 비타민은 키 크는 데 꼭 필요한 요소입니다. 그

것도 여러 종류가 필요합니다.

먼저 비타민 A입니다. 비타민 A는 레티놀이 비가역적으로 산화된 형태인 레티노산의 형태로, 상피세포 등에서 호르몬과 같이 중요한 성장인자로서 기능을 합니다. 쉽게 말해 성장에 중요합니다. 소, 돼지, 닭, 칠면조, 생선의 간, 당근, 브로콜리 잎, 고구마, 버터에 많이 들어있습니다.

다음은 비타민 B_1입니다. 성장을 돕고, 소화를 촉진시킵니다. 기관에 혈액을 공급하는 데 도움을 줍니다. 심장과 신경계가 제 기능을 하도록 해주고요. 땅콩과 콩, 쌀, 돼지고기에 풍부하고, 치킨, 빵에도 들어있습니다. 비타민 B_2도 키 크는 데 가장 중요한 비타민 중 하나입니다.

리보플라빈은 거의 모든 식품에 광범위하게 분포되어 있습니다. 그중 동물의 간, 고기, 생선 등의 동물성 식품 및 유제품에 많이 들어있으며, 그 외에 녹색 채소, 콩, 곡류, 알 등에도 많이 들어있습니다. 비타민 B_2는 빛에 노출되면 쉽게 분해되니 빛에 주의해야 합니다. 비타민 B_2를 과잉 섭취했을 때 부작용은 보고되지 않았고요. 매일 수백mg을 투여해도 수용성이라 소변으로 배출되므로 무해합니다.

비타민 B_1과 B_2는 세포분열에 관여하고 DNA, RNA, 혈액을 생성하며 신경조직의 대사에 중요한 역할을 합니다. 비타민 B_1, B_2는 동물의 내장인 간이나 염통, 어패류, 육류, 난류, 우유 및 유제품 등 다양한 동물성 식품에 풍부하게 존재합니다. 엽산, 칼륨, 비타민 C 보충제를 과량으로 먹을 시 비타민 B_1과 B_2 결핍 증세를 은폐시키거나 흡수를 저해할 수 있습니다.

그리고 비타민 C입니다. 유명하죠. '아스코빅산'이라 불리고 있습니다. 독소를 배출하고, 이빨과 뼈를 튼튼하게 만듭니다. 토마토, 감귤, 감자, 베리 종류에 많고, 키위, 오렌지에도 많습니다. 음식물 안에서의 비타민 C 섭취량은 채소나 과일을 통하여 하루 200mg 이상을 추천하고 있으며, 정제 시의 가장 최적치는 500mg을 초과하지 않아야 됩니다. 그래서 유명한 음료수 이름도 '비타 500'이죠.

키가 크기 위해서 하루에 일정량의 햇볕을 쫴야 하는 건 비타민 D 때문입니다. 비타민 D가 성장에 어떤 영향을 미치는가에 대한 논문이 있습니다. 2015년 남아프리카에서 연구한 결과, 2~5세 어린이들에서 칼슘과 비타민 D가 부족한 경우 성장을 방해한다는 결과가 나왔습니다. 비타민 D는 피부에서 7-디하이드로콜레스테롤(7-Dehydrochorsterin)이 태양의 자외선을 받아 형성되게 됩니다. 최근 자외선차단제 사용이 늘고 있는데, 자외선차단제를 사용하는 것이 비타민 D 형성에 미치는 영향에 대해서는 아직까지 논란이 있습니다.

태양 광선은 비타민 D의 합성에 없어서는 안 될 요소입니다. 하루에 20분 정도 쐬어줘야 우리 몸에 필요한 비타민 D가 충분히 생성됩니다. 비타민 D의 결핍은 뼈의 성장에 커다란 장애를 초래합니다. 이에 따른 대표적 질병으로는 후천성 구루병, 현기증이 있을 수 있습니다. 반대로 비타민 D를 과다 섭취할 경우엔 간에 축적되어 고칼슘혈증, 식욕부진 등의 여러 가지 부작용을 초래할 수도 있습니다. 토마토, 감자, 우유, 참치, 연어에 많고 소간, 치즈, 계란 노른자에도 많습니다. 또한 칼슘과 인을 흡수하게 도와주고, 머리카락이 빠지는 것을 막습니다. 치아도 튼튼하게 만들어 주죠.

아토피와 키는
관련이 있을까?

성장을 방해하는 질병들이 있습니다. 다운증후군이나 유전적 질환 같은, 선천성 성장장애들이 있고요. 이를 제외하면 아토피를 동반한 알레르기 질환을 꼽을 수 있습니다. 키가 작아서 진료를 받으러 오는 아이들 중 40% 이상이 알레르기 비염이나 아토피성 피부염 같은 질환을 동반합니다.

저희 집 둘째도 아토피가 있습니다. 주로 무릎 뒤쪽같이 접히는 부위에 잘 생기죠. 심할 경우엔 진물이 나오기도 하고요, 간지러운 증상 때문에 밤잠을 설치기도 합니다. 한국에서 1년 동안 아토피피부염으로 병원을 찾은 0~19세 소아·청소년 환자만 54만 명에 달합니다. 이는 전체 아토피 환자 93만 명 중 57.8%를 차지하는 것으로, 부모 세대보다 아토피 환자가 훨씬 더 많아졌다는 걸 뜻합니다.

중앙대학교병원 피부과 서성준·이갑석 교수팀이 2009년 4월부터 6월까지 서울 동작구에 거주하는 초등학교 1~2학년 학생 2,832명을 대상으로 조사한 결과, 만 7세 남자아이가 아토피로 인한 수면장애가 있는 경우 0.62cm, 천식이 동반된 경우 0.29cm, 음식 제한을 하는 경우 0.20cm가 평균보다 작은 것으로 나타났습니다.

아토피가 어느 정도여야 키 크는 데 영향을 미칠까요? 2세부터 12세까지 68명의 아이를 조사한 논문이 있습니다. 아토피 피부 면적이 어느 정도일 때 키 성장에 영향을 미치는지를 연구한 논문이죠. 이 논문에 의하면 아토피 피부 면적이 전체 피부의 50% 이상일 때 키 크는 데 영향을 받는다고 합니다. 다시 말해 아토피가 심할수록 성장에 영향을 미칠 수 있다는 이야기죠.

그렇다면 아토피 환자가 성인이 됐을 때 최종 키는 어떨까요? 성장기 때 아토피가 있었던 아이들의 경우 다른 아이들보다 키가 작은 것으로 나타났습니다. 그렇다면 아토피를 갖고 있으면, 성인이 되었을 때 키가 작을까요?

5세 이전에 아토피가 발병한 성인 35명의 최종 키에 관한 연구 결과가 있습니다. 그들은 전체 피부 면적의 50% 이상에 아토피가 있는 이들이었고, 스테로이드 치료를 받았습니다. 조사한 바에 따르면 아토피에 의한 성장 저하는 일시적이고, 가역적, 즉 돌릴 수 있는 상태라고 밝혀졌습니다. 결론적으로 아토피가 있으면 일시적으로 키가 안 클 수 있지만, 치료를 받고 잘 관리하면 성인이 되었을 때 별 영향을 못 미친다는 이야기죠.

앞서 이야기했던 중앙대 연구팀의 연구에 의하면, 가려움 때문에 숙면을 하지 못하는 아이는 성장호르몬 분비가 감소하여 키가 자라지 않을 수 있다고 합니다. 또 아토피가 있는 자녀를 둔 부모들이 피부 알레르기에 대한 걱정으로, 성장에 필수 음식인 계란, 우유 등을 가려서 먹이는 경우가 많아 성장장애를 유발할 수 있다고 덧붙였습니다. 이 말인즉 아토피 자체의 영향보다는 부가적으로 나타나는 증상들이 키 크는 데 영향을 미친다는 것이죠.

그럼 아토피가 있어도 키가 클 수 있는 방법에 대해 알려드리겠습니다. 일단 현재 아토피가 있어서 또래 아이들보다 작다고 너무 걱정할 필요는 없습니다. 관리하기에 따라서 잘 클 수 있습니다. 알레르기 질환이 있는 아이들은 알레르기를 일으키는 원인물질이 있습니다. 집 먼지나 집 진드기일 수도 있고, 갑각류나 다른 음식일 수도 있죠. 입는 옷이나 침구류 등에 신경을 많이 써줘야 하고, 아토피가 생긴 부위는 보습을 잘 유지해 줘야 합니다. 건조해질수록 더 간지러워지거든요. 간지러운 증상만 완화해 줘도 훨씬 더 편하게 지낼 수 있습니다.

시중에 다양한 아토피용 보습 크림이 있습니다. 개개인에 따라서 피부에 맞는 제품들은 따로 있죠. 다른 사람이 효과를 봤다고 해서 나한테도 맞는다고 볼 수는 없습니다. 저희 집 같은 경우에도 여러 가지 제품을 써봤는데, 별 효과를 보지 못하다가 병원에서 처방받아 사용한 제품에서 효과를 봤습니다.

겨드랑이 털이 나면 키가 안 큰다는 속설

사춘기 초반쯤 겨드랑이에 털이 나기 시작합니다. 뽀송뽀송한 솜털부터 나죠. 사타구니에도 털이 납니다. 그런데 이게 성장의 끝을 알리는 신호일까요? 물론 아닙니다. 털은 초등학교 고학년 때부터 나오는데, 그때 성장이 멈춰버리면 큰일 나게요. 겨드랑이 털이 나고도 키 큰 사람은 정말 어마어마하게 많습니다. 도대체 왜 이런 이야기가 나왔는지 모르겠군요.

우리 몸에 난 털에 관한 논문이 있습니다. 이 논문에 따르면 털은 호르몬의 영향으로 나는 것이며, 얼굴 털과 가슴털 같은 몸털은 호르몬이 많이 분비되어야 나오고, 겨드랑이 털과 음부 털은 호르몬이 조금 나올 때 나옵니다. 몸에서 나는 않던 까맣고 굵은 털이 나기 시작한다면, 이것이 바로 성인이 되고 있다는 신호입니다. 즉 성장이 끝난 사람들에게 나타나는 것입니다. 그런데 어렸을 때부터 가슴에 털이 있는 남자도 있습니다. 가족력을 잘 살펴보고 원래 털이 굵은지 봐야 합니다.

하지만 하늘하늘한 솜털은 아직 성장 중임을 나타내는 거죠. 겨드랑이 털도 처음엔 부드럽고 얇은 것들이 나옵니다. 그건 아직 성장 중이란 이야기입니다. 겨드랑이 털이 나기 시작했다는 건 성장이 끝난다는 신호가 아닙니다. 처음에 난 털들이 퇴행기가 돼서 빠져 나가고, 얼굴과 몸에 털이 같이 나기 시작할 때 나오는 겨드랑이 털들이 나올 때 성장의 끝을 알리는 겁니다.

주변에 보면 의외로 키 때문에 병원에 갔다 온 집들이 많더라고요. 다른 아이들보다 키가 작거나 부모 키가 작아서 아이의 키가 걱정될 수도 있습니다. 이럴 때 병원에 가볼까 하고 생각하게 됩니다. 병원에 가야 하는 아이들도 있고, 그렇지 않은 아이들도 있습니다. 사실 병원에 가야 하는 아이들의 숫자가 훨씬 더 적은 편이죠. 그럼 키가 어느 정도일 때 병원에 가봐야 할까요?

키 때문에 병원에 가야 하는 경우는 2가지입니다. 첫 번째는 저신장증일 때고, 두 번째는 성조숙증이 의심될 때죠. 첫 번째, 저신장증이란 무엇일까요? 막연히 키가 작은 걸까요? 아닙니다. 저신장증이 의심되어 병원에 가야 하는 경우는 4가지입니다.

① 또래 아이들 평균 신장보다 10cm 이상 작을 때

해당 연령별로 평균 신장이 있습니다. 이걸 기준으로 했을 때 10cm 이상 작을 때입니다. 다른 아이들과 키 차이가 많이 난다면 일단 생각해 봐야 합니다.

② 성장기, 즉 취학 전과 초등학교 때 1년에 4cm 이상 크지 않을 때

성장기 땐 1년에 4cm 이상 커줘야 합니다. 평균 성장 속도에 못 미치는 성장을 하고 있을 때 저신장증을 의심할 수 있습니다.

③ 반에서 키 순서 1번일 때

백분율로 했을 때 전체에서 3% 이내일 때입니다. 또래 아이들 100명을 일렬로 세웠을 때 앞에서 세 번째 이내라면 의심해 볼 수 있습니다.

④ 출생체중이 2.5kg 미만이면서 키가 작을 때

저체중으로 태어난 아이의 경우, 성인이 되었을 때 최종 키가 작을 수가 있습니다. 이는 성장호르몬 분비가 부족해서 생기는 현상입니다.

저신장증은 특정질환이 있을 때 생길 수 있으므로 그러한 질환이 있다면 치료를 받아야 합니다. 저신장을 일으키는 질환으론, 성장호르몬결핍성 저신장증, 터너증후군, 태아발육부전증, 만성신부전증으로 인한 성장장애, 프래더-윌리증후군, 누난증후군 등이 있습니다. 이러한 질환들이 있을 땐 성장호르몬 치료를 받아야 합니다. 질환들의 증상으로 키가 작은 것이니 치료만 받으면 키가 클 수 있습니다.

성장호르몬은 남아의 경우 늦어도 만 13세 이전, 여아의 경우 만 15세 이전에 치료를 시작해야 합니다. 초경이 시작된 후에는 효과가 미비하기 때문이죠. 키에 관한 검사나 치료는 일찍 시작하는 것이 좋습니다. 그래야 효과도 좋거든요. 보통 초등학교나 중학교 때 성장클리닉을 찾는 집이 많은 것 같습니다. 하지만 이보다는 일찍 방문하는 게 좋습니다. 저신장증 치료는 2세 이후부터 받을 수 있습니다. 자궁 내 성장지연, 즉 작게 태어난 애들은 4세 이후부터 가능합니다.

두 번째로 병원을 방문해야 하는 경우는 성조숙증입니다. 성조숙증은 주의 깊게 봐야 합니다. 왜냐하면 또래에 비해 키가 큰 경우가 많기 때문이죠. 사춘기가 빨리 오면 그만큼 성장이 빨리 끝나버리기 때문에 성조숙증은 미리 찾아내야 합니다.

남아는 만 9세 이전에 고환이 커진 경우입니다. 엄지손가락 큰 마디 정도 이상으로 고환이 커져 있으면 성조숙증을 의심해 봐야 합니다. 아이들 고환치고는 큰 편이기 때문입니다. 여아는 만 8세 이전인데, 가슴이 커지면서 멍울이 생기거나 갑자기 한 달에 4cm씩 키가 자랐다면 의심해 봐야 합니다.

확실하진 않은데 애매한 것도 있습니다. 바로 조기 사춘기죠. 성조숙증뿐만 아니라 조기 사춘기가 의심돼도 병원에 가봐야 합니다. 9세 이후에 여드름이 많이 나고, 음모가 나기 시작하고, 변성기가 오고, 이차성징이 나타난다면 가보는 게 좋습니다.

성조숙증 주사는 성호르몬 유사체로 치료하고 12~13세에 끝나며, 심한 부작용이 나타나진 않습니다. 4주에 한 번 또는 3개월에 한 번도 있습니다. 치료 중에는 키가 잘 자라지 않지만 치료가 다 끝나면 더 많이 자라니 걱정하지 않아도 됩니다.

병원에 가면 뼈 검사와 피 검사를 하게 됩니다. 한 번에 끝나는 게 아니라 의심되면 여러 번 할 수 있습니다. 뇌와 난소, 부신에 이상이 있을 때 성조숙증이 올 수 있습니다. 그러므로 확실한 증상이 있다면 검사를 받아보는 게 좋습니다.

마지막으로 성장클리닉에 가기 전에 준비해 가면 좋은 것들에 대해서 알려드리겠습니다. 아빠와 엄마의 키, 아빠가 턱수염이 언제 났는지, 엄마의 초경 나이 그리고 아이의 키 성장표입니다.

살이 찌면
키로 간다는 말은 사실일까?

아이가 살이 쪄서 걱정이신가요? 아니면 너무 말라서 걱정이신가요? 한창 클 나이엔 밥을 안 먹어도 걱정, 너무 잘 먹어서 살이 쪄도 걱정이죠. 일단 영양 공급이 잘 안되면 성장에 필요한 재료들이 모자랄 수 있습니다. 그에 따른 결과로 저체중이 올 수도 있고요. 반대로 너무 많이 먹어서 비만이 올 경우에도 키에 영향을 미칠 수 있습니다. 여기서는 저체중보다는 비만에 관해 이야기해 볼까 합니다.

요즘엔 주변에 쉽게 살찔 수 있는 것들이 너무 많습니다. 대부분 고칼로리 인스턴트 음식이죠. 아이들이 너무 좋아하죠? 비만은 내분비계에 영향을 미쳐서 성장을 방해할 수 있습니다. 비만이 키에 영향을 미치는 건 남녀의 나이에 따라 다릅니다. 어느 나이 때 비만이냐가 성인 최종 키에 영향을 미치죠.

첫 번째, 성장기 어느 시기 비만이 키에 영향을 미치는가. 비만이 키에 영향을 미치는 시기는 남녀가 조금 다릅니다. 그 기준점은 사춘기로 나누어지고요. 사춘기 이전의 비만은 여자아이에게 영향이 큽니다. 이에 대해서는 2017년에 발표한 논문이 있습니다. 여아에게서 사춘기 이전의 비만이 중요한 건 성조숙증 때문이죠. 성조숙증은 비만인 여아에게서 더 잘 나타납니다. 내분비계를 교란시켜서 성장판을 일찍 닫히게 할 수 있습니다.

사춘기 이전 시기 비만인 여아의 경우, 키도 더 크고 성장도 더 빠르게 나타나곤 합니다. 하지만 이게 사춘기를 더 빨리 오게 만들고, 결과적으로 최종 키가 더 작을 수 있는 거죠. 사춘기 시절 비만은 남아에게도 영향을 미칩니다. 이에 관한 연구논문도 있습니다. 비만인 아이들 190명을 연구 관찰한 결과, 남아의 경우 평균 체중일 때 최종 키가 176cm였고, 비만일 경우 174cm였습니다. 여아의 경우 별로 차이가 없었습니다.

연구 결과에 의하면 남아의 경우 사춘기 때의 비만을 조심해야 하고, 여아의 경우엔 사춘기 이전의 비만을 주의해야겠죠. 또한 의외로 비만에 영향을 미치는 요소도 있습니다. 바로 칼슘이죠. 칼슘은 뼈 성장에 중요한 성분이기도 합니다. 매일 칼슘 섭취를 한 청소년의 경우 비만이 적었습니다. 대신에 칼슘을 적게 섭취했을 때 비만도가 증가한 걸 볼 수 있었습니다. 청소년 성장기 때 칼슘의 섭취는 키 성장뿐만 아니라 비만에도 영향을 미치니 잘 챙겨 먹어야 합니다.

두 번째, 성장기 몸무게는 어느 정도로 유지해야 하는가. 몸무게가 몇 kg 이상일 때 성장기 비만일까요? 한창 클 나이기 때문에 비만의 기준은 어른과 다릅니다. 일단 살찐 기준을 정해야겠죠. 어른은 보통 BMI 지수라고 해서 키의 제곱으로 몸무게를 나눈 수치를 계산해서 씁니다. 하지만 성장기 때는 이 공식을 쓸 수 없습니다. 대신 아이들은 키 대비 몸무게가 상위 95% 이상일 때 비만이라고 할 수 있습니다.

남아의 경우 110cm일 때 21.5kg 이상, 120cm일 때 26.7kg 이상, 140cm일 때 44.3kg 이상, 160cm일 때 64.7kg 이상입니다. 여아의 경우는 110cm일 때 21.5kg, 120cm일 때 26.8kg, 140cm일 때 42.7kg, 160cm일 때 63.9kg으로 남아와는 약간 다릅니다. 성인의 경우 키에서 110을 뺐을 때 몸무게와 비슷하면 비만이 아니라고 하죠. 성장기 청소년에서도 정확하진 않지만 남아의 경우, 140cm 이상일 때 대략 키에서 95를 뺀 숫자보다 몸무게가 많이 나가면 상위 95% 이상인 겁니다. 이 이상을 비만이라 부를 수 있습니다. 여아의 경우 남아와는 조금 다릅니다.

정리하자면, 여아는 사춘기 이전 비만을, 남아는 사춘기 시절 비만을 피해야 합니다. 그리고 비만을 줄이기 위해서라도 칼슘 섭취를 잘해야 합니다.

그것이 알고 싶다: 키에 관한 소문과 진실

미국에서 교통사고로 인한 다중골절을 겪은 쌍둥이 여자아이가 있었습니다. 부러진 뼈가 수십 군데에다가 수술만 3차례를 시행했습니다. 사고가 난 건 쌍둥이 중 언니였고요. 사고가 난 해엔 동생과 키 차이가 크게 났죠. 큰 수술이었으니까요. 하지만 3년쯤 지났을 땐 키 차이가 거의 나지 않았습니다. 그 정도로 외부 충격이나 골절은 키 성장에 영향을 많이 미치지 못합니다. 단순히 넘어지면서 무릎을 다쳤다든지, 팔꿈치가 모서리에 찍힌다든지 하는 건 키 크는데 전혀 지장이 없습니다. 키가 안 큰다고 해도 그것 때문은 아닐 겁니다.

키에 관한 모든 것은 유전일까요? 유전은 굉장히 중요하죠. 생긴 것부터 지능까지, 인간의 모든 것은 위로부터 물려받은 것이라 해도 과언이 아닙니다. 물론 키도 마찬가지입니다. 어느 정도 상한선이 정해져 있는 편이죠. 2m를 넘기 위해서는 유전적으로 받쳐주지 않으면 거의 불가능하다고 보면 됩니다. 그런데 키가 2m를 넘으려고 노력 중이신가요? 혹시라도 그런 분이 있다면 그건 절대적으로 유전의 영역이라고 말씀드리고 싶습니다.

180cm 넘게 키가 크길 바라는 사람도 있을 테고, 지금보다 몇 cm 정도 더 크길 바라는 사람도 있을 겁니다. 키가 크기 위해 하는 노력은 그 작은 변화를 위해서 하는 거죠. 나중에 얼마나 클지는 그 누구도 정확히 모릅니다. 현 시점에서 과학적으로 알아낸 건 여기까지입니다. 그렇다면 알아낸 게 뭐냐? '키는 유전적인 영향이 크다. 하지만 모든 게 유전으로 결정된 것은 아니다. 외부 환경의 영향도 무시할 순 없다'입니다.

한 가지 예로, 키 크기로 유명한 유럽인을 들어보죠. 그들도 예전엔 그렇게 크지 않았습니다. 그렇다면 어느 순간 유전자가 바뀌어서 키가 컸을까요? 평균 키가 180cm 넘게 말이죠. 유럽까지 갈 것도 없습니다. 한국만 봐도 평균 신장이 계속 커지고 있으니까요. 그럼 또 이렇게 말하겠죠. 유전적으로 그렇게 계획되어 있어서 그런 거다.

1970년대 초반까지도 북한의 평균 키가 남한보다 컸다는 것은 아십니까? 지금은 굉장히 많이 차이 나죠. 그럼 이렇게 말하죠. 북한 사람들은 제대로 먹지를 못해서 못 큰 거야. 기아에 허덕일 수는 있지만 죽을 정도는 아니죠. 그리고 평균 신장이란 것은 주로 군 입대 청년들을 대상으로 측정합니다. 총 쏘고 운동하는 데 이상이 없는 사람들이란 거죠. 역설적으로 이야기하자면 생존 가능한 영양 섭취 상태에서도 유전적으로 물려받은 키까지 크지 못한다는 결론에 다다릅니다. 영양부족이라면 10cm 이상의 신장 저하를 유발할 수 있고, 영양불균형 또한 키 크는 데 큰 방해를 할 수 있다는 말이죠. 유럽인들이 키가 크게 된 이유 중의 하나로 낙농업이 발전하면서 유제품의 풍부한 공급으로 꼽습니다.

먹는 거 이야기하니 영양제를 먹어야 하나 하고 제일 먼저 생각되시죠? 키 크는 데엔 다양한 영양소가 필요합니다. 그 어떤 제품도 키 크는 데 필요한 모든 성분을 다 갖추고 있지는 않습니다. 오히려 시중에 판매 중인 키에 관한 영양제 중엔 부실한 성분을 갖고 있는 게 더 많죠. 음식을 골고루 먹는 게 더 중요합니다. 그다음에 영양제를 생각해야죠.

뼈가 자라는 데엔 대용량의 미네랄들이 필요합니다. 특히 칼슘 같은 게 중요합니다. 우유를 섭취하는 가장 큰 이유가 바로 칼슘이 많이 들어있기 때문입니다. 먹고 나서 배 아프고 설사를 할 경우엔, 락토프리 우유를 먹으면 되고요. 그마저도 힘들다면 치즈나 요구르트

등으로 섭취해 줘야 합니다. 우유는 하루에 2컵 정도 마셔주는 게 좋고, 더 많이 마셔도 괜찮습니다. 그렇다고 몇 리터씩 마시진 말고요. 우유는 키 크는 자연산 영양제라고 보시면 됩니다.

한창 키가 클 땐 말이죠. 정말 많이 잡니다. 저 같은 경우도 그랬고 저희 아이들도 그렇죠. 잠에 취해서 정신을 못 차릴 정도로 잡니다. 잠자리에 드는 시간은 너무 늦지 않도록 해야 합니다. 우리 몸 안 세포에는 태양의 주기에 맞춰서 작동하는 시계가 들어있습니다. 그 시계에 맞춰서 호르몬 분비가 이루어지죠. 밤에 활동하고 낮에 잔다면 성장호르몬 분비가 감소할 수밖에 없습니다.

동물을 이용한 연구 중에 양의 다리에 칩을 심어놓고 뼈가 언제 자라는가를 연구한 게 있습니다. 낮에 활동하고 있는 중엔 뼈가 자라지 않았고요. 밤에 잠자는 동안에만 뼈가 조금씩 자랐습니다. 그러니 잠을 충분히 잘 자야 됩니다. 하루에 7~8시간은 기본적으로 자주고, 더 자도 괜찮습니다.

운동을 함으로써 성장호르몬이 분비된다는 논문이 앞에 있었습니다. 종류에 따라서 그 차이가 어떨지는 밝혀진 바가 없지만, 근육을 써서 운동을 한다면 그리 큰 차이는 없을 겁니다. 키 클 때 중요한 3가지가 있죠. 수면, 음식, 운동입니다. 각각의 중요도를 놓고 본다면 4:4:2 정도라 봅니다. 운동을 열심히 하면 건강해지고 스트레스도 풀리죠. 몸에 좋습니다. 하지만 내가 운동을 열심히 했으니 그만큼 키가 더 클 거라고 생각하면 실망할 수도 있습니다.

90% 이상의 청소년은 근력 운동을 해서 키가 안 클까 봐 걱정할 필요가 없습니다. 근육이 보디빌더처럼 나오는 정도가 아니면 성장에 영향을 미치지 않죠. 연구에 의하면 점핑 운동이 키 크는 데 도움이 된다고 합니다. 운동 종류를 많이들 물어보는데, 좋아하는 걸 하세요. 하기 싫은 거 억지로 하다가 중간에 안 하는 것보단 좋아하는 거 하는 게 낫습니다. 하지만 많이 한다고 더 크는 건 아닙니다. 너무 많이 할 경우엔 악영향을 미칠 수도 있습니다. 하루에 1시간 정도면 적당하죠.

시중엔 키를 크게 한다는 다양한 종류의 영양제가 있습니다. 하지만 주로 들어있는 건 칼슘을 비롯한 미네랄들이죠. 뼈가 자라기 위해서 꼭 필요한 성분들이니까요. 사람에 따라서는 이런 영양제를 먹고 효과를 볼 수 있습니다. 미네랄 영양이 불충분한 사람이라면 그렇겠죠. 그러나 모든 사람이 영양제만 먹는다고 키가 크진 않습니다. 인간의 키가 자라는 건 여러 가지 복합적인 요인의 상호작용이기 때문이죠.

키 크는 주사라고 알려진 건 성장호르몬 주사입니다. 그 이외의 것들은 허가받지 않은 과대광고일 뿐이죠. 성장호르몬 주사를 맞고 제대로 효과를 보기 위해선 병원에 가서 진료를 받고 검사 후에 맞는 것이 좋습니다. 영양제나 다른 치료법과 다르게 호르몬 주사는 공식적으로 인정받은 유일한 치료입니다.

성장호르몬 주사는 사람 성장호르몬과 유사하게 작용하도록 유전자 재조합 기술을 이용해 재조합 사람 성장호르몬(소마트로핀)을 함유한 약물입니다. 여러 원인 때문에 성장호르몬 생성이 불충분하거나 분비에 문제가 있는 경우 또는 분비는 정상이지만 다른 원인으로 키가 작은 경우 성장호르몬 주사를 맞으면 효과를 볼 수 있습니다.

현재 국내외에서 개발된 여러 종류의 성장호르몬 주사가 있으며, 제품마다 효능, 효과, 용량, 제형 등이 조금씩 다릅니다. 모두 의사의 처방이 필요한 전문의약품으로, 병원에서 다양한 검사를 통해 원인을 파악하고 그에 따라서 맞아야 합니다.

소아의 경우 성장판이 닫히기 전에 성장호르몬 치료가 시작되어야 하며, 빨리 시작할수록 정상 성인 키까지 클 가능성이 높아집니다. 호르몬 치료는 성장이 끝날 때까지 지속적으로 투여하는 것이 좋습니다. 보통 6개월에서 1년 이상 장기간 치료가 이루어지게 됩니다. 치료를 시작하고 처음 1년 동안 키가 가장 많이 자라며, 그 후에는 성장 속도가 서서히 감소하게 됩니다. 성장 속도가 어느 정도 감소하면 치료를 중단할 수 있는데, 최근에는 운동능력, 근육량, 골밀도, 지질대사 이상 등을 개선하기 위해 성인이 되어서도 용량을 줄여서 치료를 지속하기도 합니다. 모든 약물이 그렇듯이 성장호르몬 주사도 부작용이 생길 수 있는데요, 부작용은 다음과 같습니다.

- 주사 부위 발진, 통증 및 지방조직위축증

- 손, 발, 얼굴의 부종: 염분 저류로 인해 부종이 발생할 수 있습니다. 주로 성인이 치료를 시작할 때 나타나며 일시적입니다.

- 두개내압 상승에 의한 두통 및 오심(구역): 치료를 중단하면 증상이 없어집니다.

- 관절통, 근육통: 어린아이보다는 성인에게서 나타나는 빈도가 높습니다.

- 혈당 상승: 성장호르몬이 인슐린에 영향을 주어 혈당이 상승할 수 있으며, 이로 인해 제2형 당뇨병이 발생하거나 기존에 앓고 있던 당뇨병이 악화될 수 있습니다.

- 남아에서의 여성형 유방

- 췌장염: 드물게 췌장염 발생이 보고된 바 있으며, 특히 터너증
  후군 여아에서 발생 위험이 높습니다.

- 암: 뇌하수체 이상으로 인한 소인증 환자에서 성장호르몬 투
  여 시 백혈병이 나타났다는 보고가 있습니다. 또한 유방암의
  위험성이 증가할 수 있다는 보고가 있고, 성장호르몬 투여 환
  자에서 뇌종양이 재발했다는 보고가 있습니다.

그 외에 부작용에 관한 상세한 정보는 제품 설명서 또는 제품별
허가정보에서 확인할 수 있습니다. 부작용이 발생하면 의사, 약사
등 전문가에게 알려 적절한 조치를 취할 수 있도록 해야 합니다.

자세만 고쳐도
숨은 키를 찾을 수 있다

사진을 찍을 때 자세를 잡느라 한쪽 어깨를 높이나요? 거울 앞에 서서 어깨를 한번 봐보세요. 좌우 높이가 같은가요? 높이가 다르다면 척추옆굽음증일 가능성이 있습니다. 척추옆굽음증은 허리가 C 또는 S자형으로 휘어지는 척추의 변형입니다. 이로 인해 골반이나 어깨의 높이가 서로 다르고, 몸이 한쪽으로 치우쳐 보이게 만들죠. 핸드폰을 할 때 자세가 바르지 않아서 그럴까요? 아니면 무거운 가방을 어깨에 메서 그럴까요? 음식, 특히 칼슘 부족과 관련이 있는 줄 아는 분이 많은데, 이는 잘못 알려진 상식입니다. 척추옆굽음증의 원인에 대해선 아직 확실히 밝혀진 것이 없습니다.

결론을 말씀드리자면, 척추가 휘어서 자세가 나쁘더라도 키는 자랍니다. 다만 똑바로 자라지 않고 비스듬히 자라기 때문에 실제 키보다 작아 보이는 거죠.

대부분 사춘기가 시작하기 전인 10세 전후에 척추옆굽음증이 시작됩니다. 척추옆굽음증은 키가 크는 동안 허리도 같이 휘고요, 키가 무럭무럭 자라는 시기인 사춘기 때 집중적으로 나빠집니다. 대부분 키 성장이 멈춘 후에 척추옆굽음증도 함께 멈춥니다.

다음과 같은 자세의 이상이 나타나면 척추옆굽음증을 의심해 볼 수 있습니다.

① 어깨가 한쪽으로 기울거나 치우쳐 있을 때
② 어깨 견갑골(날개 죽지뼈)의 한쪽이 더 튀어나와 있을 때
③ 몸이 한쪽으로 기울어져 있을 때
④ 골반이 평행하지 않고 어느 한쪽으로 기울어져 있을 때

척추옆굽음증이 의심되면 '앞으로 굽히기 검사'를 해봐야 합니다. 어떻게 하는지 알려드릴게요. 두 발을 모으고 무릎을 편 상태에서 허리를 구부리게 하여 허리의 이상 유무를 관찰합니다. 척추옆굽음증이 있으면 몸통의 어느 한쪽이 높아 보입니다. 검사에서 이상하게 나오더라도 정상인 경우가 많으므로 최종 결과는 엑스레이를 찍어서 확인해야 합니다.

촬영한 엑스레이를 기준으로 휘어진 정도를 측정합니다. 결과에 따라서 치료도 달라집니다. 척추가 20도 이하로 휘어졌을 땐 경과 관찰만 합니다. 특별한 치료는 필요하지 않고, 6개월 또는 1년 간격으로 엑스레이를 찍어서 더 나빠지지 않았는지 확인만 하면 됩니다. 90% 정도가 여기에 해당합니다.

척추가 20~40도 정도 휘어졌을 땐 보조기를 착용해야 합니다. 보조기는 성장이 끝날 때까지만 착용하고요. 보조기를 착용하는 동안은 척추옆굽음증이 좋아진 것처럼 보일 수도 있으나, 중지하게 되면 다시 원래 상태로 돌아갑니다. 좋아지게 하거나 교정하는 효과보다는 허리가 더 이상 휘어지지 않게 하는 거죠.

척추가 40~50도 정도 휘어졌을 땐 몸의 성장 정도에 따라 수술이 필요할 수도 있습니다. 나이가 어리고 몸의 성장이 한창인 경우에는 수술을 해줍니다. 그러나 성장이 멈춘 경우는 수술이 필요하지 않은 경우가 대부분입니다.

척추가 50도 이상 휘어졌을 땐 수술이 필요한 경우가 많습니다. 성장이 끝나고 어른이 되어서도 계속해서 허리가 휠 수 있기 때문에 수술로 휘어진 척추를 교정해 주어야 합니다.

척추옆굽음증이 키에 어느 정도 영향을 미치는지에 대해서는 의학적으로 밝혀진 사실이 있습니다. 연구에 따르면 척추의 휘어짐 정도가 40~50도 이하인 경우에는 외양상 허리가 휘어져 있다는 것 이외에는 일상생활에 지장이 없다고 합니다. 아직 논란이 있으나 척추옆굽음증과 요통하고는 관계가 없다고 합니다. 척추옆굽음증으로 인하여 정상인보다 허리가 더 아플 가능성은 없습니다. 참고로 허리가 휘지 않은 사람들에서도 요통은 80%에서 나타나고요. 척추옆굽음증이 있다고 하여 키 성장에 지장이 있지 않습니다. 척추옆굽음증이 있으면 허리가 옆으로 휘어져 있기 때문에 키가 작아 보이는 것이지, 뼈가 자라는 것에는 아무런 문제가 없습니다.

그렇다면 척추옆굽음증을 교정하면 몇 cm가 더 클지 궁금할 수 있습니다. 척추옆굽음증 수술을 받은 환자들의 키 변화에 대한 논문이 있습니다. 2016년에 발표한 논문이고, 척추옆굽음증 환자 104명을 대상으로 수술한 후에 키가 얼마나 컸는지를 조사한 것입니다. 그들은 평균 66도의 척추측만이 있는 환자들이었는데, 수술 후에 평균 4.66cm의 변화가 있었습니다. 증상이 꽤 심한 환자들을 수술한 결과라서 변화의 폭도 큰 편입니다. 척추측만의 정도에 따라서 교정 후 키의 변화는 다양하게 나올 수 있습니다.

아이마다 키 크는 시기는 다를 수 있다

　키에 관한 이야기들을 많이 듣죠. 주로 가족이나 주변에서 안 크다가 나중에 크더라, 군대 갔다 왔더니 키가 컸더라, 스무 살 넘어서도 키가 컸네, 아니면 부모님도 나중에 컸으니 너도 나중에 클 거야 등등. 의학적으로 인정된 성장 치료는 성장호르몬 주사 치료와 수술, 2가지뿐입니다. 성장호르몬 주사는 성장판이 닫히기 전에 치료하는 방법이고, 키 크는 수술로 알려진 사지연장술은 성장판이 닫히고 난 뒤에 시행할 수 있습니다.

　사지연장술은 일리자로프(Ilizarov) 박사에 의해 개발됐습니다. 처음엔 조각난 뼈를 외부에서 고정하려고 만들었습니다. 일리자로프 박사는 휜 다리 교정을 위해서 이 기구를 사용하기 시작했고, 이후에 뼈 길이를 늘릴 수도 있는 것에 착안하여 키 크게 하는 수술로 쓰이게 됩니다. 이 수술은 성장판이 닫힌 성인이 키 클 수 있는, 유일하게 의학적으로 인정된 방법입니다. 이런 인위적인 방법 말고는 키가 언제 많이 자랄지, 언제까지 자랄지 알기가 어렵습니다.

키가 자라는 것은 사람마다 조금씩 다릅니다. 키가 크는 데는 여러 가지 요인이 작용하기 때문이죠. 일찍 키가 크는 사람도 있고, 늦게 크는 사람들도 있습니다. 키가 늦게 크는 경우는 성장호르몬이 IGF-1으로 늦은 나이에 전환되기 때문입니다. 성장기에 키가 잘 자라지 않는 원인으로는 질환, 스트레스, 영양불균형 등 여러 가지가 있습니다. 질환에 의해서라고 하니 생명을 위협하는 그런 큰 병에서만 키가 안 클 수 있다고 생각할 수 있지만, 국제 보건부에서 한 연구에 따르면 영아기 때의 단순 설사에 의해서도 성장지연이 올 수 있습니다. 설사를 치료하고 난 후에 키가 잘 자라게 됐다는 결과도 있습니다.

스트레스에 의한 것도 부모의 사별, 이혼 등을 겪으면서 그로 인해 키 성장에 영향을 받을 수 있다는 연구 결과가 있습니다. 영양부족 상태는 키 성장을 방해하는 큰 요인인데요, 그 문제가 해결되면 키 성장은 다시 회복됩니다. 영양 공급이 원활하지 않을 경우, 뇌에서 성장호르몬은 많이 분비되게 됩니다. 이는 허기짐을 느끼는 그렐린이란 호르몬 때문입니다. 비록 성장호르몬은 많이 분비되지만 간에서 IGF-1으로의 전환은 이루어지지 않습니다. 성장호르몬은 다른 손상된 세포들을 재건하는 데 쓰이고 키 성장에 쓰이지 않기 때문이죠. 영양 공급이 원활하게 된 후엔 성장호르몬의 IGF-1 전환이 제대로 이루어지고, 키 성장이 시작됩니다.

이는 스트레스와 질환에 의한 성장지연에서도 마찬가지입니다. 심한 스트레스 그리고 질환에 의해서 우리 몸은 성장보다는 세포손상과 재건에 성장호르몬을 더 투입시키게 되죠. 인체의 생리 메커니즘은 치료와 성장 중 하나를 선택해야 하는 입장이 되면 일단 치료에 전념한다는 이야기입니다. 그렇다면 성장의 시기 동안 치료를 해버려 성장 시간을 써버렸다면 성장의 기회가 사라진 걸까요? 그렇지 않습니다.

이러한 원인들에 의해서 키가 자라지 않다가 나중에 자라는 것을 '따라잡기 성장(Catch up growth)'이라고 합니다. 따라잡기 성장의 최근 가설에 따르면, 성장을 방해하는 외부 환경에 접하게 되면 성장판 줄기세포의 증식이 감소하게 됩니다. 하지만 증식 능력은 보존된 형태로 유지하고 있다고 합니다. 결국 성장을 방해하는 외부 환경이 사라지고 나면 성장판의 줄기세포가 다시 증식을 하게 되고 키가 크게 되는 거죠.

5세부터 8세까지 병을 앓는 동안 키가 자라지 않은 한 아이가 있었습니다. 평균적인 성장 속도 그래프를 보면, 5세부터 8세까진 연평균 5cm 정도로 키가 크기 때문에 15cm 이상 크는 것이 보통입니다. 하지만 그 아이는 질병에 의해서 키가 거의 자라지 못했죠. 이 아이는 병이 치유된 후에 키가 자라기 시작하여 만 18세까지 지속적으로 성장을 하였습니다.

정리하자면, 키 성장은 외부 요인에 의해 늦춰질 수 있습니다. 그럴 땐 어떤 요인에 의해 성장이 방해받는지 찾아내야 하고요. 키가 자라지 않더라도 성장호르몬 분비가 계속해서 잘되게 유지하는 게 좋습니다. 그래야만 방해 요인이 사라졌을 때 키가 잘 자랍니다. 여러 번 말하지만, 성장호르몬 분비가 잘되기 위해선 잘 먹고, 잘 자고, 꾸준히 운동해야 합니다.

청소년 건강식품마다 들어있는 홍삼, 진짜 효과 있을까?

약국에 들러 약을 살 때면 약사님이 아이들에게 빨아서 짜 먹는 영양제를 주곤 합니다. 맛이 약간 달콤하기에 "이런 거 먹으면 키 크는 데 안 좋아."라고 말해주죠. 그러면 아이는 씩 웃으면서 이렇게 말합니다. "이거 홍삼이야."

홍삼이란 두 글자는 먹으면 무조건 좋다, 라고 아이들 머릿속에도 각인되어 있네요. 이처럼 홍삼은 예로부터 건강을 위해서 먹어왔습니다. 항암효과, 면역 작용, 항노화, 비만, 탈모 등에 영향을 미친다고 알려져 있죠. 몸에 좋으니 먹으면 키가 큰다는 믿음이 있고요. 키성장 제품 중엔 홍삼이 들어있는 것들도 많죠. 과연 홍삼을 먹으면 키가 클까요? 오히려 홍삼이 키 성장에 방해한다는 이야기가 있습니다. 어떤 것이 사실인지 알아보도록 하겠습니다.

홍삼(紅蔘, hongsam, Korean red ginseng)은 한약의 일종으로, 인삼의 뿌

리를 찐 것입니다. 의약품으로 이용 시 홍삼은, 정량할 때 환산한 건조물에 대하여 진세노사이드 Rg1$^{(C42H72O14:\ 801.01)}$이 0.10% 이상, 진세노사이드 RB1$^{(C54H92O23:\ 1109.29)}$이 0.20% 이상을 함유해야 합니다. 건강식품은 이 이하의 함량이 들어있습니다. 우리가 온라인이나 약국에서 사 먹는 것들이죠.

진세노사이드[4]는 여러 가지 종류가 있고, 각각의 종류에 따라서 작용하는 게 다르다고 합니다. 제일 많이 들어있는 건 RB1, RB2, Rg1, Re고, 각각의 작용은 다릅니다. RB1은 중추신경 억제, 해열 진통, 간 기능 보호, RB2는 항당뇨, 항동맥경화, 간세포 증식, 면역 조절작용, Rg1은 면역기능 강화, 학습기능 개선, 항피로 작용, Re는 간 보호 작용, 골수세포합성 촉진 작용, 혈관 확장 작용에 효과를 나타낸다고 합니다.

진세노사이드는 콜레스테롤과 비슷하게 생겼습니다. 이 진세노사이드가 체내 여성호르몬에 영향을 미칠 수 있다는 의견이 있습니다. 이 여성호르몬은 에스트로겐이고요. 알려져 있듯이 성조숙증을 유발할 수 있습니다.

2017년에 발표한 논문이 있습니다. 세종대학교 생명과학대학 및

---

4 인삼에 있는 사포닌을 일컫는 말. 사포닌은 인삼의 여러 가지 유효 성분 중 주된 약리작용을 한다.

건국대학교 의생명화학과, 성균관대학교 약학대학 등에서 연구한 논문에 따르면, 인삼에 제일 많이 들어있는 진세노사이드는 RB1, RB2, Rg1, Re이고요. 이 중에 Rg1, RB1이 에스트로겐 유사 작용(Estrogen-like activity)을 한다고 합니다.

한의사협회 발표에 따르면, 홍삼에는 여성호르몬이 직접 함유되어 있지는 않습니다. 하지만 주성분인 진세노사이드가 여성호르몬인 '에스트라디올[5](estradiol)'과 유사한 구조를 가지고 있으며, 에스트로겐 수용체에 작용해 에스트로겐과 유사한 작용을 일으키는 것으로 알려져 있다고 전했습니다.

여기까지 보면, '홍삼 먹지 말아야겠네?' 하는 생각이 드시죠? 하지만 식물성 에스트로겐은 우리 몸에서 제대로 작용을 하지 않습니다. 즉 먹어도 체내 에스트로겐처럼 성장판을 일찍 닫히게 하기 어렵다는 이야기죠.

자, 논문을 볼까요? 2012년에 세종대학교 생명과학대학에서 발표한 논문입니다. 홍삼이 에스트로겐 수용체에 작용을 하는지에 대한 연구죠. 이 연구에 따르면, 홍삼은 실험실에서는 작용을 하지만, 생체 내에선 작용을 잘 못한다고 합니다. 즉, 홍삼에 들어있는 에스트로겐 비슷한 물질이 성조숙증을 유발시키지 못한다는 이야기죠.

---

5 여성 성호르몬으로 에스트로겐 중 가장 강력하고 대표적인 호르몬

여기까지의 결과를 보면 홍삼을 먹어도 키 성장에 방해가 안 된다는 걸 알 수 있습니다. 하지만 단순히 키 성장에 방해가 안 된다는 이유만으로 홍삼을 먹을 순 없겠죠. 홍삼을 먹으면 밥을 잘 먹고 감기가 잘 안 걸리고, 면역기능이 강화됐다는 이야기를 가끔 듣습니다. 그럼 이게 과연 키 크는 데 도움이 될까요?

이리저리 찾아봐도 홍삼에 관한 건 못 찾았습니다. 다만 인삼에 관한 연구논문을 찾았습니다. 홍삼이 인삼을 쪄서 만든 것이니 주요 성분에서 큰 차이가 나진 않을 것이라 봅니다.

2010년 〈네이처(Nature)〉에 발표한 논문이 있습니다. 아이들에게 인삼과 한약 복합물을 먹이면서 키 성장에 변화를 연구한 결과입니다. 아이들을 키에 따라서 하위 3% 내 키, 하위 3~10%의 키, 하위 10~25%의 키, 평균적으로 작은 키(25~50%), 평균적으로 큰 키(50~75%), 큰 키(75~90%), 매우 큰 키(90~97%), 상위 3%의 키(97~100%), 이렇게 0~100%까지 8개의 그룹으로 나눴습니다. 숫자가 높을수록 키가 큰 아이들이고, 총 3만 7,047명을 대상으로 했습니다.

연구 결과 50% 이하의 아이들과 50~70% 아이들의 키 성장에 유의미한 변화를 얻을 수 있었다고 합니다. 이 결과를 보면 '아, 먹어야겠네?' 이런 생각이 드시나요? 하지만 이 논문을 보고 홍삼을 먹고 키가 커야겠다는 생각은 하지 않는 게 좋습니다. 저런 연구에 쓰인 인삼의 농도와 시중에 나온 건강식품 홍삼의 농도는 많이 다르니까요. 더구나 한약재를 추가로 넣어서 섭취했으므로 같은 효과를 보기가 어렵습니다.

시중에 나온 홍삼도 종류가 매우 다양하죠. 주성분인 진세노이드 함량도 천차만별이란 조사 결과가 있습니다. 아직 홍삼이 키에 어떤 영향을 미치는가에 대해서는 정확히 밝혀진 게 없습니다. 좀 더 연구가 필요한 부분이죠.

정리하자면,

1. 성조숙증 때문에 홍삼을 꺼릴 필요는 없습니다.
2. 그렇다고 키크는 데 큰 기대를 해서도 안 됩니다.

감기에 잘 걸리고, 식욕이 떨어진 아이에겐 간접적인 도움이 될 수도 있습니다. 하지만 키 크려고 찾아서 먹일 필요는 없습니다.

그렇다면 홍삼 말고 녹용은 어떨까요? 키 크는 녹용은 따로 있습니다. 논문으로 확인된 '녹용' 제대로 먹고 키 크는 방법을 알아보도록 하죠.

꽤 오래전에 사슴을 키우는 친구가 있었죠. 어느 날인가 사슴 농장을 구경하러 갔었습니다. '사슴' 하면 제일 먼저 떠오르는 게 꽃사슴이죠. 그리 크지 않은 덩치에 뭔가 신비로운 느낌까지 있는 모습. 하지만 막상 사슴 농장에 가서 봤을 땐 제가 상상했던 모습과는 완전히 다르더군요. 키가 저보다도 크고, 덩치는 거의 소와 비슷했습니다. 산타클로스 썰매를 끄는 사슴 같은 느낌. 제가 알고 있는 꽃사슴은 국내에서 멸종되었다고 하더군요.

녹용의 효과에 대해서도 수많은 의견이 있습니다. 여기서는 키가 크는 데 도움을 줄 수 있는 것인가에 대해서만 다뤄볼 거고요. 논문으로 발표된 데이터를 기반으로 말씀드리겠습니다. 헷갈리지 않게 어떻게 먹어야 효과를 볼 수 있는지 알려드리겠습니다.

결론부터 말씀드리자면, 먹을 수 있는 녹용은 따로 있습니다. '보약' 하면 떠오르는 게 인삼, 녹용이죠. 예로부터 아시아 지역에서는 건강을 목적으로 사슴 녹용을 먹어왔고요. 1년에 소모되는 양이 전 세계적으로 1,300톤이나 됩니다. 하지만 약으로 사용할 수 있는 녹용은 따로 있습니다.

안타깝게도 한국산 녹용은 약재로 사용할 수 없습니다. 성분이 많이 모자라기 때문이라는군요. 사슴이 걸리는 광우병인 광록병이 발병한 지역의 녹용도 쓸 수 없습니다. 광록병은 미국, 캐나다, 노르웨이, 핀란드 및 스웨덴에서 보고되고 있고요. 약재로 쓸 수 있는 나라로는 러시아산, 뉴질랜드산, 중국산 녹용이 있습니다. 어느 국가에서 생산된 것이냐에 따라서 약효가 차이 날 수도 있습니다. 가격도 원산지에 따라 다르고요.

2016년에 한서대학교 식품생명공학과 및 세명대학교 한의과대학에서 뼈 성장에 미치는 연구에 대해서 발표했습니다. 사슴에서 나오는 녹용의 부위에 따라서 쥐의 뼈에 어떤 영향을 미치는지를 연구했습니다. 뿔이 자란 기간이 75일 된 녹용을 사용했고, 태어난 지 3주 된 쥐를 이용해 실험했습니다. 8마리씩 4팀으로 나누었고요. 1팀은 녹용을 먹이지 않았습니다. 나머지 3팀에 녹용을 먹여서 뼈가 자라는 것을 관찰했습니다. 녹용을 먹인 세 그룹은 각기 다른 세 부위를 섭취시켰습니다.

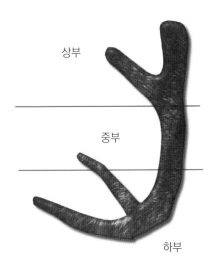

나누는 기준은 이렇습니다.

위에서 15cm 떨어진 부분까지는 상부, 남은 부분을 반으로 잘라 윗부분이 중부, 나머지를 하부로 표시합니다. 뼈 성장을 측정한 곳은 정강이뼈였습니다. 키 크는 데 중요한 부위인 무릎 쪽으로 검사하였습니다.

녹용 부위에 따른 뼈 성장은 어떻게 됐을까요? 32마리의 쥐들은 녹용을 안 먹은 쥐, 상부를 먹은 쥐, 중부를 먹은 쥐, 하부를 먹은 쥐 이렇게 4팀으로 나뉘게 됩니다.

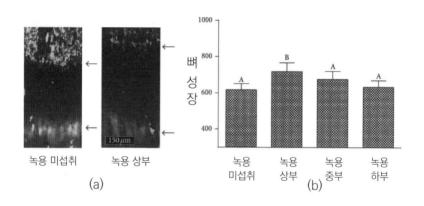

이 그림은 녹용을 복용하지 않은 쥐와 부위별로 녹용을 복용한 쥐의 뼈 성장을 보여주는 것입니다. 그래프에서 볼 수 있듯이 녹용 상부를 섭취한 쥐의 뼈 성장이 가장 많았습니다.

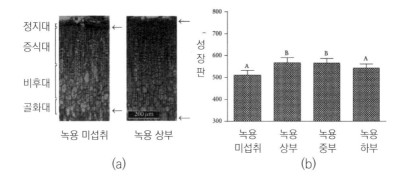

정지대

증식대

비후대

골화대

녹용 미섭취 　　　 녹용 상부

(a)

녹용
미섭취 녹용
상부 녹용
중부 녹용
하부

(b)

이건 성장판의 변화를 보여주는 그래프입니다. 마찬가지로 녹용 상부를 복용한 쥐에서 성장판이 가장 많이 벌어져 있죠.

연구 결과를 보면 알 수 있듯이, 녹용의 모든 부위가 같은 효과를 나타내는 건 아닙니다. 쥐를 이용한 실험이기 때문에 인간에겐 그 효과가 더 작게 나타날 수 있습니다. 하지만 효과가 없던 부위가 사람이 먹는다고 효과를 나타낼 순 없죠. 좀 더 광범위한 연구가 앞으로 필요합니다. 이 연구만 가지고 녹용을 먹는다고 키가 꼭 큰다고 볼 수는 없습니다. 하지만 녹용에서도 효과가 있는 부위가 어디인지는 알 수 있죠.

정리하자면, 키가 크기 위해서 녹용을 먹을 때는 국산 녹용은 피해야 됩니다. 그리고 뿔의 끝부분을 먹어야 효과를 기대할 수 있을 겁니다.

부모가 가장 궁금해하는
내 아이 키 크는 방법
Q&A

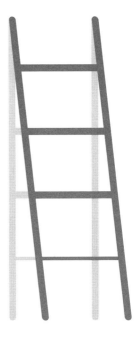

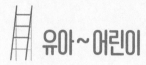
유아~어린이

Q. 아이가 미숙아로 태어났는데, 키 크는 데 영향이 있을까요?

A. 영유아기 때 키는 최종 키에 많은 영향을 미칩니다. 하지만 미숙아로 태어났다고 하더라도 충분한 영양 공급과 보살핌을 받는다면 꼭 최종 키가 작다고 할 순 없습니다.

Q. 유치가 빨리 빠지는 것과 키가 영향이 있을까요?

A. 1985년 몬트리올 대학의 연구에 따르면 치령은 신체 발육과 성숙도와 연관성이 떨어진다고 합니다. 따라서 질병이나 건강 이상 때문이 아니라면 키 성장에는 영향을 미치지 않습니다.

Q. 21개월 된 아이가 있습니다. 식사 시간 사이마다 간식을 주는데, 아기 간식은 어떤 걸 챙겨주는 게 좋을까요?

A. 인스턴트 음식보다는 과일이 좋겠죠. 대신에 간식을 너무 많이 먹어서 식사를 덜 먹지 않게 하세요. 간식보다는 식사 시간에 단백질, 칼슘, 아연 등 키 성장에 도움이 되는 영양분이 가득한 음식을 먹는 게 제일 좋습니다.

Q. 6세 남아에게 계란은 하루 어느 정도까지 먹이는 게 괜찮나요?

A. 단백질 공급을 위해서 먹는다면 하루에 2개 정도까지 괜찮습니다. 고기를 잘 먹는다면 따로 챙겨먹지 않아도 되구요.

Q. 만 5세 아이의 평균 키와 몸무게는 어느 정도인가요?

A. 만 5세 아이의 평균 신장은 여아의 경우 105.3~108.7cm, 남아의 경우 103.7~109.6cm입니다. 몸무게는 여아의 경우 16.2~17.06kg, 남아의 경우 16.8~18.72kg입니다.

Q. 아토피가 있어도 잠을 잘 자면 키에는 문제가 없나요?

A. 아토피가 키에 영향을 미치는 이유는 수면장애, 천식, 음식 제한 등으로 충분한 영양을 공급받지 못하고, 성장호르몬이 가장 많이 분비되는 밤에 잠을 제대로 이루지 못하기 때문입니다. 아토피가 있는 자녀를 둔 부모가 피부 알레르기에 대한 걱정으로 성장에 필수 음식인 계란, 우유 등을 가려 먹이는 경우가 많아 성장이 더딜 수 있습니다. 즉 아토피 자체의 영향보다는 부가적으로 나타나는 증상들이 키 크는 데 영향을 미치는 거죠. 그렇기 때문에 아이에게 아토피가 있더라도 성

장에 필요한 영양분을 충분히 섭취하고, 잠도 잘 잔다면 걱정할 필요는 없습니다.

Q. 우유는 하루에 몇 mL를 마시는 게 좋은가요? 호두 대신 아몬드를 먹어도 되나요? 아몬드에도 아르기닌이 풍부하게 들어있지 않나요?
A. 시중에서 판매하는 작은 팩 우유(190mL) 2개 정도 마시는 게 좋습니다. 아몬드도 아르기닌이 풍부하기 때문에 호두 대신 먹어도 괜찮습니다. 땅콩이나 참깨 등도 좋습니다.

Q. 멸균우유도 키 성장에 도움이 되나요?
A. 멸균우유와 일반 우유는 구성 성분에 별 차이가 없으므로 멸균 우유를 마셔도 키 성장에 도움이 됩니다.

Q. 흰우유 말고 딸기우유나 초코우유를 마셔도 되나요? 영양소가 흰우유랑 같을까요?
A. 시중에 판매하는 우유는 단맛을 내기 위해 설탕 성분을 많이 첨가하고 있는 것들이 많습니다. 성분표를 보고 당 함량이 많다면 피하는 것이 좋습니다.

Q. 아이가 콩을 싫어하는데, 콩을 가루로 내서 우유에 타 먹여도 되나요?

A. 네. 우유에 가루로 된 콩을 타서 먹여도 성분에는 영향을 주지 않기 때문에 괜찮습니다.

Q. 우유 먹는 걸 힘들어하면 요구르트나 치즈를 먹여도 괜찮을까요?

A. 요구르트와 치즈도 우유와 성분이 비슷하니 괜찮습니다.

Q. 두유가 여아 성조숙증에 안 좋다는데, 먹여도 될까요?

A. 식물성 에스트로겐은 성조숙증에 영향을 미치지 않습니다. 2012년 세종대학교 생명과학대학에서 홍삼이 에스트로겐 수용체에 작용하는지에 대해 연구했는데, 체내에서는 작용을 잘 못한다는 결론을 얻었습니다. 따라서 두유는 꾸준히 먹여도 괜찮습니다.

Q. 비염이 키 크는 데 지장이 있나요?

A. 비염 같은 알레르기 질환들이 키에 지장을 주는 이유는 성장의 첫 번째 요소인 '숙면'을 이루지 못하기 때문입니다. 미국 위스콘신대학교 수의과대학 노먼 윌스먼 박사의 연구에 따르면, 잠을 자거나 누워서 쉴 때 뼈가 성장했다고 합니다. 따라서 비염으

로 인해 잠을 제대로 자지 못하는 상황이라면 키 크는 데 지장이 생길 수 있습니다. 그럴 때는 꼭 치료를 해야 합니다. 하지만 비염은 있되, 밤에 잠을 자는 데 큰 지장이 없다면 괜찮습니다.

Q. 몇 시에 저녁을 먹고, 몇 시에 잠 드는 게 가장 좋은가요?

A. 성장호르몬의 하루 분비량 중 75%가 수면 중에 나옵니다. 그런데 음식을 먹으면 나오는 인슐린이 영양분을 몸에 저장하는 동안에는 성장호르몬이 멈춥니다. 그렇기 때문에 저녁은 6시에서 7시쯤 먹고, 인슐린이 최대치로 분비되는 2시간이 지난 다음, 9시에서 10시쯤에 잠자리에 드는 게 좋습니다.

Q. 성장호르몬은 몇 시부터 몇 시까지 나오나요?

A. 성장호르몬은 하루 종일 분비되지만, 특히 수면 중에 가장 많이 나옵니다. 특히 밤 10시부터 새벽까지 많이 분비되는 편이고요. 나머지 시간대에선 분비량이 적습니다. 따라서 키가 많이 크려면 일찍 자는 것이 좋습니다.

Q. 아이들을 위한 간식을 구매할 때, 홍삼이 함유된 제품들이 꽤 많습니다. 홍삼을 먹이면 키 크는 데 도움이 되나요?

A. 홍삼이 키 성장에 도움이 된다는 연구 결과는 아직 없습니다. 현재 연구가 진행 중이고 동물을 이용한 연구에서는 효과가 있다고 나왔지만, 사람에게 적용해서 효과를 보았다는 연구 결과는 없습니다. 다만 면역력을 증진시켜 주고 건강에 좋다고 하니 키 성장에도 도움이 될 거라고 생각이 드는 거죠. 키 성장에 유의미한 효과를 주지는 않기 때문에 기대는 하지 않으시는 것이 좋습니다. 감기에 잘 걸리고 식욕이 떨어진 아이에게 간접적으로 도움이 될 수는 있지만, 단순히 키를 크게 하려고 찾아서 먹일 필요는 없습니다.

Q. 녹용이 키 성장에 영향을 미칠까요?

A. 2016년 녹용의 부위에 따라 쥐의 뼈에 어떤 영향을 미치는지에 대해서 연구한 결과가 있습니다. 8마리씩 4팀으로 나누어 3팀은 녹용을 먹이고, 1팀은 먹이지 않았습니다. 결과적으로, 녹용을 먹인 쥐가 더 커졌습니다. 다만 쥐를 이용한 실험이기 때문에 사람에게는 그 효과가 더 적게 나타날 수도 있고, 효과가 없을 수도 있습니다. 앞으로 더 많은 연구가 필요한 분야이기 때문에 홍삼과 마찬가지로 키 크게 하려는 이유로 녹용을 굳이 찾아서 먹일 필요는 없을 듯합니다.

초등학생

Q. 11세 남자아이를 키우는 엄마인데요, 영양제를 먹여야 하나 고민입니다. 요즘 잘 자라지 않는 느낌이기도 하고, 아들보다 작았던 친구들이 벌써 키가 비슷해졌어요.

A. 2차 급성장기인 사춘기 이전, 초등학교 5~6학년 때는 성장이 조금 더딜 수 있습니다. 아이가 편식하지 않고 골고루 먹는 식습관을 가지고 있다면 영양제를 먹일 필요는 없습니다. 다만 편식하거나 영양 섭취가 골고루 이루어지지 않고 있다면 부족한 영양분만 따로 영양제로 섭취하는 것도 좋습니다.

Q. 태권도를 주 3회 꾸준히 하고 있고, 초등학교 2학년 때부터 주 3회 축구를 꾸준히 했습니다. 현재 아이가 초등학교 6학년이 되었는데요, 축구에 재능이 있어 보여서 중학교에 들어가면 선수 생활을 해보려고 하는데 키가 작아서 걱정입니다. 허벅지 근육이 발달해 있으면 키가 안 큰다고 하던데, 허벅지 근육이 키 성장에 영향을 미치나요?

A. 어렸을 때부터 축구를 해온 선수 중엔 장신인 사람도 많습니다. 운동량과 근육의 크기가 키 성장에 영향을 미치는 건 사람마다

차이가 있고요. 키 크는 데 가장 중요한 수면, 운동, 영양 중에서 운동은 충분하니, 이를 뒷받침할 영양분과 수면을 잘 챙겨주신다면 크게 걱정하지는 않아도 될 것 같습니다.

Q. 앉을 때 허리 펴서 앉는 것도 키 크는 것에 도움이 되나요?

A. 키에 영향을 미치진 않지만, 허리 건강에 도움이 됩니다. 허리를 펴서 올바른 자세를 유지한다면 어깨가 굽거나 허리가 굽은 것보다는 키가 커보이는 효과는 줄 수 있을 듯합니다.

Q. 야채를 거의 안 먹는 꼬마가 있는데, 야채를 과일로 대체해서 먹여도 될까요?

A. 야채에 있는 섬유질은 소화 기능에 좋은 성분들입니다. 과일과 야채를 편식 없이 먹는 게 좋습니다. 야채를 잘 안 먹으려고 한다면 야채와 과일을 같이 갈아서 주스로 먹여보시는 것을 추천합니다.

Q. 급성장기가 없는 아이도 있나요? 아이가 많이 안 커서 걱정입니다.

A. 대부분의 아이에게는 급성장기가 있습니다. 1년에 4cm 이상씩 크는 시기입니다. 하지만 급성장기뿐 아니라 다른 기간 동안 꾸

준히 커주어야만 키 성장이 잘 이루어질 수 있습니다. 아이가 잠을 잘 못 자는 것은 아닌지, 운동이 부족하거나 영양 섭취가 제대로 이루어지지 않는 건 아닌지 한번 검토해보시길 바랍니다.

Q. 여아는 생리를 시작한 후에 어느 정도 기간까지 키가 자랄 수 있을까요?

A. 보통 3년 정도로 보고 있습니다. 따라서 성장호르몬 치료 등을 생각하고 있으시다면 여아의 경우에는 초경 이전에 치료를 시작해야 합니다.

Q. 초경 후에는 성장호르몬 주사를 맞아도 효과가 없나요?

A. 성장호르몬 주사는 초경 이전에 맞아야 효과를 볼 수 있습니다. 그 이후엔 크게 권해드리진 않습니다. 그러니 키와 관련된 검사는 빠를수록 좋습니다.

Q. 여자아이들 첫 생리 시작했을 때 어떻게 해야 키가 크나요?

A. 초경 이후에는 성장 속도가 줄어들 수 있으므로, 충분한 영양분과 규칙적인 생활 습관을 꼭 지켜주시면 좋습니다. 위로 뛰는 운동도 자주 해주시면 좋고요.

Q. 아이들이 우유를 좋아하지 않아서 제티 같은 가루를 타서 먹이는데 괜찮을까요?

A. 제티를 타서 먹여도 우유 성분에는 변화가 없습니다. 그렇기 때문에 우유를 잘 먹지 않는 아이들이라면 가루를 타서 먹이는 것도 좋습니다.

Q. 엄마 키가 150cm대, 아빠 키가 180cm 초반인데, 초등학교 6학년인 딸의 키가 150cm입니다. 매일 저녁 줄넘기를 30분 이상 하고, 우유도 하루에 한 컵씩은 꼭 마시고 9시면 잠에 듭니다. 그래도 키가 안 커요. 아직 초경도 시작 안 했습니다. 왜 키가 안 클까요?

A. 아이들마다 성장 시기는 조금씩 다를 수 있습니다. 그리고 2차 급성장기인 사춘기 이전인 초등학교 5~6학년 때가 성장이 조금 더 딜 때입니다. 아직 초경 전이라면 더 클 가능성이 높습니다. 조급하게 생각하지 마시고, 지금처럼 좋은 생활 습관을 계속 유지하도록 해주세요.

Q. 성장기 때 다이어트해도 될까요?

A. 영양소를 골고루 섭취하면서 양을 줄이는 다이어트는 괜찮습니다. 탄수화물 비율을 줄이는 방법도 좋고요. 하지만 과도한

다이어트는 키 성장에 방해가 될 수 있기 때문에 영양분을 충분히 섭취할 수 있도록 해주세요.

Q. 아이 운동 시간이 저녁 7~8시, 8~9시인데 저녁을 먹고 바로 운동을 갑니다. 그럼 이 시간에 인슐린이 분비되어서 운동 효과가 적을까요?

A. 식후 바로 운동을 하는 건 소화에도 좋진 않습니다. 잠자기 전 과도한 운동도 마찬가지고요. 저녁 식사를 일찍 하거나 운동을 다녀온 이후에 식사하는 것을 추천합니다.

Q. 저녁 운동 후 공복 시에 아무것도 안 먹으면 성장호르몬 분비에 도움이 덜 될까요?

A. 저녁 운동 후 자기 전까지 공복을 유지하는 것이 호르몬 분비에 좋습니다. 잠자기 2시간 전에는 물이나 우유 등도 자제해 주세요. 소변 때문에 자다가 깨는 것은 키 성장에 도움이 되지는 않습니다.

Q. 운동 직후 이온음료 섭취는 키 성장에 좋지 않다고 했는데 우유는 괜찮은가요?

A. 이온음료 섭취가 좋지 않다고 한 건 음료에 들어있는 당 때문인데요. 우유에도 당이 들어있습니다. 따라서 운동 직후보다는

다른 때 먹는 걸 권해드립니다. 운동 후에 수분이 필요한 거라면 물을 마시는 편이 낫습니다.

Q. 부족한 단백질을 보충제로 섭취해도 좋을까요? 단백질쉐이크가 키크는 데 악영향을 미칠까요?

A. 단백질은 음식으로 섭취하는 게 좋습니다만, 부족하다면 보충제 섭취도 괜찮습니다. 단백질 보충제도 우유로 만들기 때문에 키 성장에 악영향을 미치는 않습니다.

Q. 아침에 과일이나 빵 등을 주로 챙겨줍니다. 시리얼은 과자라서 안 주는 편이고요. 꼭 밥이 아니라도 뭐라도 먹이는 게 도움이 될까요? 먹는 건 일어나고 30분 지나서 먹이는 게 좋다던데 맞을까요?

A. 아침은 거르지 않고 먹는 게 좋습니다. 종류에 상관없이요. 일어나서 바로는 입맛이 없을 수 있으니 30분 정도 지나서 먹는 게 좋습니다. 그리고 아침에 시리얼을 먹여도 괜찮습니다. 대부분의 부모님들이 시리얼을 과자같아서 안 좋을 거라고 생각하시지만 시리얼은 원래 병원에서 환자용 식사로 맨처음 나왔습니다. 시리얼의 영양성분표를 보면 종합영양제 수준으로 다양한 영양분이 들어가 있습니다. 콘푸로스트 등의 시리얼은 아

침 식사 시간이 부족한 학생들에게 식사 대용으로 먹여도 충분합니다.

Q. 스트레칭 30분, 어떤 걸 해야 하나요?

A. 학교에서 운동 전에 하는 체조를 해도 좋습니다. 아니면 유튜브에 올라와 있는 국민체조 혹은 국민건강체조 등의 영상을 따라해도 괜찮습니다.

Q. '오다리'가 키 크는 데 영향이 있을까요?

A. 키 성장에는 큰 영향을 미치지 않습니다. 다만 '오다리'를 교정하면 숨은 키를 찾을 수는 있습니다. 휜 다리가 펴지면서 키가 커 보이는 효과를 거둘 수 있습니다. 보통 체형 교정으로 찾을 수 있는 숨은 키는 2cm 정도입니다.

Q. 성장호르몬 촉진 주파수가 있다는데, 효과가 있을까요?

A. 과학적으로 키 성장에 도움이 된다고 연구 결과로 밝혀진 것은 없습니다. 따라서 성장호르몬 촉진 주파수로 키가 큰다고는 말씀드리기 어렵습니다.

청소년기

Q. 운동 중에 성장판이 다쳐도 키가 크나요?

A. 성장기 때 성장판을 다쳐도 최종 키에 영향을 미치지 않습니다. 나이를 먹어서 성장판이 닫히면 더 크기 힘듭니다. 성장판 검사를 할 때 손목, 허벅지와 무릎, 척추 부위로 검사하게 되는데, 키 크는 데 가장 비중이 큰 뼈는 허벅지와 종아리입니다. 발목 부위는 18세 이전에 성장이 끝나고, 무릎도 18세 때 60~70%가 닫혀있습니다. 즉 키가 자랄 수 있는 마지노선은 18세라고 보면 됩니다.

Q. 성장판이 닫히면 더 이상 키가 안 크나요?

A. 성장판이 완전히 닫히면 키 크기가 어렵습니다. 하지만 현재의 촬영장비로 정확하게 알기는 어렵고요. 검사상 닫혔다고 해도 아직 활동하고 있는 경우도 있습니다. 사람마다 차이가 있기 때문에 올바른 생활 습관을 계속 유지하는 것이 좋습니다.

Q. 씨름, 축구를 하다가 무릎을 크게 부딪혔는데 성장에 문제가 있을까요?

A. 다발성골절로 수술을 받은 경우에도 최종 키엔 영향을 미치지

않았습니다. 걱정할 필요는 없습니다. 잘 치료될 수 있도록 신경써주세요.

Q. 사춘기 시기에 키가 안 크면 어떻게 해야 하나요?

A. 키가 꼭 사춘기 때만 크는 건 아닙니다. 그 시기뿐만 아니라 지나서도 올바른 생활 습관을 유지하는 게 중요합니다. 키는 일정하게 자라지 않습니다. 키가 잘 크는지 안 크는지 확인하려면 연단위 기록이 필요합니다. 사춘기 때 키가 안 클 수도 있습니다. 아이마다 키 크는 속도는 다르기 때문입니다. 영양분을 부족하지 않게 충분히 섭취하고 있는지 확인해 주세요. 올바른 생활 습관을 유지하고 있다면 충분히 클 수 있습니다.

Q. 사춘기 이후에 키가 안 크면 성장이 끝난 건가요?

A. 사춘기 이후에도 키는 자랍니다. 사춘기 때만큼 많이 자라지 않을 뿐이죠. 그래도 올바른 생활 습관을 꾸준히 지켜나가는 것이 좋습니다. 그 외에 아이가 비염이나 천식, 아토피 등을 가지고 있지는 않은지 확인해 주세요. 그로 인해 키 성장에 가장 중요한 '수면'이 제대로 이루어지지 않아 성장이 더딜 수 있습니다.

Q. 중학교 1학년 초반에 겨드랑이 털이 나기 시작했는데, 성조숙증인가요?

A. 여아의 경우 성조숙증은 만 8세 이전에 유방이 발달하는 증상
이 나타나는 것이고, 남아의 경우 만 9세 이전에 고환이 커지
는 증상이 나타나는 것입니다. 겨드랑이 털은 보통 초등학교
고학년 때부터 나기 시작하니, 중학교 1학년 때 겨드랑이 털이
나는 것은 정상적인 과정입니다.

Q. 아들이 내년이면 중학교에 들어갑니다. 그런데 엄청 잘 먹는데 키가
잘 안 큽니다. 늦게라도 클까요? 또래보다 작아서 걱정입니다.

A. 잠도 잘 자고, 영양분도 충분하며, 운동도 열심히 하고 있다면
걱정하지 않으셔도 됩니다. 급성장기가 오기 직전인 초등학교
5~6학년 때 성장이 조금 더딜 수 있습니다. 중학교 때에도 급
성장기가 오니 더 클 수 있습니다.

Q. 고등학교에 올라가도 계속 키가 클까요?

A. 사춘기가 끝난 직후부터 성장이 느려지긴 하나 키가 크기는 합니다.
이전에 1년에 10cm씩 자랐다면 이후에는 2~5cm 정도만 자란다
고 볼 수 있습니다. 즉 고등학교 다닐 때에도 키가 조금씩 자랍니다.

Q. 분유를 먹이려고 하는데, 전지분유랑 탈지분유 중에 어떤 걸 먹여야
할까요?

A. 구성성분을 보면 지방을 뺐느냐 안뺐느냐의 차이인데요. 탈지
분유의 경우 맛이 없을 수 있습니다. 그러니 아이가 잘 먹는 걸
먹이는 게 좋습니다.

Q. 유튜브에서 푸시업이랑 턱걸이를 하면 키가 큰다고 해서 시켜보려고
하는데, 키 성장에 도움이 되나요?

A. 근육을 이용한 운동은 키 성장에 도움이 됩니다. 하지만 운동
을 한다고 반드시 키가 크는 건 아닙니다. 특히 고등학생 이상
이라면 큰 효과를 보기 어렵습니다.

Q. 몸무게가 많이 나가면 키가 안 크나요?

A. 2017년 사춘기 비만인 190명과 정상 체중인 150명을 조사했
을 때, 비만인 사람들의 평균 키는 174cm, 정상 체중인 사람들
의 평균 키는 176cm로 나왔습니다. 청소년기의 비만은 성인이
되었을 때 최종 키에 영향을 미칠 수 있습니다. 그러니 적정 체
중을 유지하는 것이 키 성장에 도움이 됩니다.

Q. 밤에 물을 마시는 것도 인슐린을 분비하게 해서 키 크는 데 영향을 미치나요? 보리차나 결명자차는 괜찮다고 들었는데, 안되나요?

A. 인슐린 분비에 영향을 미치진 않으나, 자다 말고 화장실을 가느라 숙면을 방해할 순 있습니다. 성장호르몬은 수면 중에 75%가 분비되기 때문에 잠자는 데 방해가 된다면 키 크는 데 영향을 줄 수 있습니다. 따라서 밤에는 수분 섭취를 줄이는 게 좋습니다.

Q. 키 크려면 꼭 스트레칭을 해야 하나요?

A. 스트레칭은 굳은 근육과 인대를 부드럽게 해줘서 숙면을 취하는데 도움을 줍니다. 그러니 해주는 것이 키 크는 데 좋습니다.

Q. 걷기 운동도 키 성장에 도움이 되나요?

A. 걷기 운동은 키 성장에서 가장 중요한 성장판인 무릎을 자극시키는 데 도움이 됩니다. 또한 운동을 함으로써 심폐기능과 혈액순환을 향상시킬 수 있습니다. 걸을 때는 어깨와 가슴을 펴고 올바른 자세로 발뒤꿈치부터 닿게 걷는 것이 좋으며, 너무 천천히 걷지도, 그렇다고 너무 빠르게 걷지도 말고 1초에 두 걸음 정도의 속도가 좋습니다.

성장표를 이용한 백분위수 확인

성장표 왼쪽열에는 만나이가 기입되어있고 그 다음 열부터는 백분위수 별로 신체계측치가 제시되어 있다.

해당 연령의 행에서 측정치와 가장 가까운 값을 찾아 백분위수를 확인한다.

성장표를 이용한 백분위수 측정

만나이 (세)	만나이 (개월)	체중(kg) 백분위수										
		3rd	5th	10th	15th	25th	50th	75th	85th	90th	95th	97th
0	0	2.5	2.6	2.8	2.9	3.0	3.3	3.7	3.9	4.0	4.2	4.3
	1	3.4	3.6	3.8	3.9	4.1	4.5	4.9	5.1	5.3	5.5	5.7
	2	4.4	4.5	4.7	4.9	5.1	5.6	6.0	6.3	6.5	6.8	7.0
	3	5.1	5.2	5.5	5.6	5.9	6.4	6.9	7.2	7.4	7.7	7.9
	4	5.6	5.8	6.0	6.2	6.5	7.0	7.6	7.9	8.1	8.4	8.6
	5	6.1	6.2	6.5	6.7	7.0	7.5	8.1	8.4	8.6	9.0	9.2
	6	6.4	6.6	6.9	7.1	7.4	7.9	8.5	8.9	9.1	9.5	9.7
	7	6.7	6.9	7.2	7.4	7.7	8.3	8.9	9.3	9.5	9.9	10.2
	8	7.0	7.2	7.5	7.7	8.0	8.6	9.3	9.6	9.9	10.3	10.5
	9	7.2	7.4	7.7	7.9	8.3	8.9	9.6	10.0	10.2	10.6	10.9
	10	7.5	7.7	8.0	8.2	8.5	9.2	9.9	10.3	10.5	10.9	11.2
	11	7.7	7.9	8.2	8.4	8.7	9.4	10.1	10.5	10.8	11.2	11.5
1	12	7.8	8.1	8.4	8.6	9.0	9.6	10.4	10.8	11.1	11.5	11.8
	13	8.0	8.2	8.6	8.8	9.2	9.9	10.6	11.1	11.4	11.8	12.1
	14	8.2	8.4	8.8	9.0	9.4	10.1	10.9	11.3	11.6	12.1	12.4
	15	8.4	8.6	9.0	9.2	9.6	10.3	11.1	11.6	11.9	12.3	12.7
	16	8.5	8.8	9.1	9.4	9.8	10.5	11.3	11.8	12.1	12.6	12.9
	17	8.7	8.9	9.3	9.6	10.0	10.7	11.6	12.0	12.4	12.9	13.2
	20개월		9.1	9.5	9.7	10.1	10.9	11.8	12.3	12.6	13.1	13.5
			9.3	9.7	9.9	10.3	11.1	12.0	12.5	12.9	13.4	13.7
	20	9.2	9.4	9.8	10.1	10.5	**11.3**	12.2	12.7	13.1	13.6	14.0
	21	9.3	9.6	10.0	10.3	10.7	11.3cm		13.0	13.3	13.9	14.3
	22	9.5	9.8	10.2	10.5	10.9			13.2	13.6	14.2	14.5
	23	9.7	9.9	10.3	10.6	11.1	12.0	12.9	13.4	13.8	14.4	14.8
2	24	9.8	10.1	10.5	10.8	11.3	12.2	13.1	13.7	14.1	14.7	15.1

출처: 질병관리청

남자 0-35개월 신장 백분위수

만나이 (세)	만나이 (개월)	신장(cm) 백분위수										
		3rd	5th	10th	15th	25th	50th	75th	85th	90th	95th	97th
0	0	46.3	46.8	47.5	47.9	48.6	49.9	51.2	51.8	52.3	53.0	53.4
	1	51.1	51.5	52.2	52.7	53.4	54.7	56.0	56.7	57.2	57.9	58.4
	2	54.7	55.1	55.9	56.4	57.1	58.4	59.8	60.5	61.0	61.7	62.2
	3	57.6	58.1	58.8	59.3	60.1	61.4	62.8	63.5	64.0	64.8	65.3
	4	60.0	60.5	61.2	61.7	62.5	63.9	65.3	66.0	66.6	67.3	67.8
	5	61.9	62.4	63.2	63.7	64.5	65.9	67.3	68.1	68.6	69.4	69.9
	6	63.6	64.1	64.9	65.4	66.2	67.6	69.1	69.8	70.4	71.1	71.6
	7	65.1	65.6	66.4	66.9	67.7	69.2	70.6	71.4	71.9	72.7	73.2
	8	66.5	67.0	67.8	68.3	69.1	70.6	72.1	72.9	73.4	74.2	74.7
	9	67.7	68.3	69.1	69.6	70.5	72.0	73.5	74.3	74.8	75.7	76.2
	10	69.0	69.5	70.4	70.9	71.7	73.3	74.8	75.6	76.2	77.0	77.6
	11	70.2	70.7	71.6	72.1	73.0	74.5	76.1	77.0	77.5	78.4	78.9
1	12	71.3	71.8	72.7	73.3	74.1	75.7	77.4	78.2	78.8	79.7	80.2
	13	72.4	72.9	73.8	74.4	75.3	76.9	78.6	79.4	80.0	80.9	81.5
	14	73.4	74.0	74.9	75.5	76.4	78.0	79.7	80.6	81.2	82.1	82.7
	15	74.4	75.0	75.9	76.5	77.4	79.1	80.9	81.8	82.4	83.3	83.9
	16	75.4	76.0	76.9	77.5	78.5	80.2	82.0	82.9	83.5	84.5	85.1
	17	76.3	76.9	77.9	78.5	79.5	81.2	83.0	84.0	84.6	85.6	86.2
	18	77.2	77.8	78.8	79.5	80.4	82.3	84.1	85.1	85.7	86.7	87.3
	19	78.1	78.7	79.7	80.4	81.4	83.2	85.1	86.1	86.8	87.8	88.4
	20	78.9	79.6	80.6	81.3	82.3	84.2	86.1	87.1	87.8	88.8	89.5
	21	79.7	80.4	81.5	82.2	83.2	85.1	87.1	88.1	88.8	89.9	90.5
	22	80.5	81.2	82.3	83.0	84.1	86.0	88.0	89.1	89.8	90.9	91.6
	23	81.3	82.0	83.1	83.8	84.9	86.9	89.0	90.0	90.8	91.9	92.6
2	24[*]	81.4	82.1	83.2	83.9	85.1	87.1	89.2	90.3	91.0	92.1	92.9
	25	82.1	82.8	84.0	84.7	85.9	88.0	90.1	91.2	92.0	93.1	93.8
	26	82.8	83.6	84.7	85.5	86.7	88.8	90.9	92.1	92.9	94.0	94.8
	27	83.5	84.3	85.5	86.3	87.4	89.6	91.8	93.0	93.8	94.9	95.7
	28	84.2	85.0	86.2	87.0	88.2	90.4	92.6	93.8	94.6	95.8	96.6
	29	84.9	85.7	86.9	87.7	88.9	91.2	93.4	94.7	95.5	96.7	97.5
	30	85.5	86.3	87.6	88.4	89.6	91.9	94.2	95.5	96.3	97.5	98.3
	31	86.2	87.0	88.2	89.1	90.3	92.7	95.0	96.2	97.1	98.4	99.2
	32	86.8	87.6	88.9	89.7	91.0	93.4	95.7	97.0	97.9	99.2	100.0
	33	87.4	88.2	89.5	90.4	91.7	94.1	96.5	97.8	98.6	99.9	100.8
	34	88.0	88.8	90.1	91.0	92.3	94.8	97.2	98.5	99.4	100.7	101.5
	35	88.5	89.4	90.7	91.6	93.0	95.4	97.9	99.2	100.1	101.4	102.3

2세(24개월)부터 누운 키에서 선 키로 신장측정방법 변경

여자 0-35개월 신장 백분위수

만나이 (세)	만나이 (개월)	신장(cm) 백분위수										
		3rd	5th	10th	15th	25th	50th	75th	85th	90th	95th	97th
0	0	45.6	46.1	46.8	47.2	47.9	49.1	50.4	51.1	51.5	52.2	52.7
	1	50.0	50.5	51.2	51.7	52.4	53.7	55.0	55.7	56.2	56.9	57.4
	2	53.2	53.7	54.5	55.0	55.7	57.1	58.4	59.2	59.7	60.4	60.9
	3	55.8	56.3	57.1	57.6	58.4	59.8	61.2	62.0	62.5	63.3	63.8
	4	58.0	58.5	59.3	59.8	60.6	62.1	63.5	64.3	64.9	65.7	66.2
	5	59.9	60.4	61.2	61.7	62.5	64.0	65.5	66.3	66.9	67.7	68.2
	6	61.5	62.0	62.8	63.4	64.2	65.7	67.3	68.1	68.6	69.5	70.0
	7	62.9	63.5	64.3	64.9	65.7	67.3	68.8	69.7	70.3	71.1	71.6
	8	64.3	64.9	65.7	66.3	67.2	68.7	70.3	71.2	71.8	72.6	73.2
	9	65.6	66.2	67.0	67.6	68.5	70.1	71.8	72.6	73.2	74.1	74.7
	10	66.8	67.4	68.3	68.9	69.8	71.5	73.1	74.0	74.6	75.5	76.1
	11	68.0	68.6	69.5	70.2	71.1	72.8	74.5	75.4	76.0	76.9	77.5
1	12	69.2	69.8	70.7	71.3	72.3	74.0	75.8	76.7	77.3	78.3	78.9
	13	70.3	70.9	71.8	72.5	73.4	75.2	77.0	77.9	78.6	79.5	80.2
	14	71.3	72.0	72.9	73.6	74.6	76.4	78.2	79.2	79.8	80.8	81.4
	15	72.4	73.0	74.0	74.7	75.7	77.5	79.4	80.3	81.0	82.0	82.7
	16	73.3	74.0	75.0	75.7	76.7	78.6	80.5	81.5	82.2	83.2	83.9
	17	74.3	75.0	76.0	76.7	77.7	79.7	81.6	82.6	83.3	84.4	85.0
	18	75.2	75.9	77.0	77.7	78.7	80.7	82.7	83.7	84.4	85.5	86.2
	19	76.2	76.9	77.9	78.7	79.7	81.7	83.7	84.8	85.5	86.6	87.3
	20	77.0	77.7	78.8	79.6	80.7	82.7	84.7	85.8	86.6	87.7	88.4
	21	77.9	78.6	79.7	80.5	81.6	83.7	85.7	86.8	87.6	88.7	89.4
	22	78.7	79.5	80.6	81.4	82.5	84.6	86.7	87.8	88.6	89.7	90.5
	23	79.6	80.3	81.5	82.2	83.4	85.5	87.7	88.8	89.6	90.7	91.5
2	24*	79.6	80.4	81.6	82.4	83.5	85.7	87.9	89.1	89.9	91.0	91.8
	25	80.4	81.2	82.4	83.2	84.4	86.6	88.8	90.0	90.8	92.0	92.8
	26	81.2	82.0	83.2	84.0	85.2	87.4	89.7	90.9	91.7	92.9	93.7
	27	81.9	82.7	83.9	84.8	86.0	88.3	90.6	91.8	92.6	93.8	94.6
	28	82.6	83.5	84.7	85.5	86.8	89.1	91.4	92.7	93.5	94.7	95.6
	29	83.4	84.2	85.4	86.3	87.6	89.9	92.2	93.5	94.4	95.6	96.4
	30	84.0	84.9	86.2	87.0	88.3	90.7	93.1	94.3	95.2	96.5	97.3
	31	84.7	85.6	86.9	87.7	89.0	91.4	93.9	95.2	96.0	97.3	98.2
	32	85.4	86.2	87.5	88.4	89.7	92.2	94.6	95.9	96.8	98.2	99.0
	33	86.0	86.9	88.2	89.1	90.4	92.9	95.4	96.7	97.6	99.0	99.8
	34	86.7	87.5	88.9	89.8	91.1	93.6	96.2	97.5	98.4	99.8	100.6
	35	87.3	88.2	89.5	90.5	91.8	94.4	96.9	98.3	99.2	100.5	101.4

2세(24개월)부터 누운 키에서 선 키로 신장측정방법 변경

남자 3-18세 신장 백분위수

만나이 (세)	만나이 (개월)	신장(cm) 백분위수										
		3rd	5th	10th	15th	25th	50th	75th	85th	90th	95th	97th
3	36	89.7	90.5	91.8	92.6	93.9	96.5	99.2	100.7	101.8	103.4	104.4
	37	90.2	91.0	92.3	93.2	94.5	97.0	99.8	101.3	102.3	103.9	105.0
	38	90.7	91.5	92.8	93.7	95.0	97.6	100.3	101.8	102.9	104.5	105.6
	39	91.2	92.0	93.3	94.2	95.5	98.1	100.9	102.4	103.5	105.1	106.1
	40	91.7	92.5	93.8	94.7	96.1	98.7	101.4	103.0	104.0	105.6	106.7
	41	92.2	93.0	94.3	95.3	96.6	99.2	102.0	103.5	104.6	106.2	107.2
	42	92.7	93.5	94.9	95.8	97.1	99.8	102.6	104.1	105.1	106.7	107.8
	43	93.2	94.0	95.4	96.3	97.7	100.3	103.1	104.6	105.7	107.3	108.4
	44	93.7	94.5	95.9	96.8	98.2	100.9	103.7	105.2	106.3	107.9	108.9
	45	94.2	95.0	96.4	97.3	98.7	101.4	104.2	105.8	106.8	108.4	109.5
	46	94.7	95.5	96.9	97.9	99.3	102.0	104.8	106.3	107.4	109.0	110.1
	47	95.2	96.0	97.4	98.4	99.8	102.5	105.3	106.9	108.0	109.6	110.6
4	48	95.6	96.5	97.9	98.9	100.3	103.1	105.9	107.5	108.5	110.1	111.2
	49	96.1	97.0	98.5	99.4	100.9	103.6	106.5	108.0	109.1	110.7	111.7
	50	96.6	97.5	99.0	99.9	101.4	104.2	107.0	108.6	109.6	111.3	112.3
	51	97.1	98.0	99.5	100.5	101.9	104.7	107.6	109.1	110.2	111.8	112.9
	52	97.6	98.6	100.0	101.0	102.5	105.3	108.1	109.7	110.8	112.4	113.4
	53	98.1	99.1	100.5	101.5	103.0	105.8	108.7	110.3	111.3	112.9	114.0
	54	98.6	99.6	101.0	102.0	103.5	106.3	109.2	110.8	111.9	113.5	114.6
	55	99.1	100.1	101.5	102.5	104.0	106.9	109.8	111.4	112.5	114.1	115.1
	56	99.6	100.6	102.0	103.1	104.6	107.4	110.3	111.9	113.0	114.6	115.7
	57	100.1	101.1	102.6	103.6	105.1	108.0	110.9	112.5	113.6	115.2	116.3
	58	100.6	101.6	103.1	104.1	105.6	108.5	111.5	113.1	114.1	115.8	116.8
	59	101.1	102.1	103.6	104.6	106.2	109.1	112.0	113.6	114.7	116.3	117.4
5	60	101.6	102.5	104.1	105.1	106.7	109.6	112.6	114.2	115.3	116.9	118.0
	61	102.0	103.0	104.6	105.6	107.2	110.1	113.1	114.7	115.8	117.5	118.6
	62	102.5	103.5	105.1	106.1	107.7	110.7	113.7	115.3	116.4	118.1	119.1
	63	103.0	104.0	105.6	106.6	108.2	111.2	114.2	115.8	117.0	118.6	119.7
	64	103.5	104.5	106.1	107.1	108.7	111.7	114.8	116.4	117.5	119.2	120.3
	65	104.0	105.0	106.6	107.7	109.2	112.2	115.3	117.0	118.1	119.8	120.9
	66	104.5	105.5	107.1	108.2	109.8	112.8	115.8	117.5	118.7	120.4	121.5
	67	105.0	106.0	107.6	108.7	110.3	113.3	116.4	118.1	119.2	120.9	122.1
	68	105.5	106.5	108.1	109.2	110.8	113.8	116.9	118.6	119.8	121.5	122.6
	69	105.9	107.0	108.6	109.7	111.3	114.4	117.5	119.2	120.3	122.1	123.2
	70	106.4	107.5	109.1	110.2	111.8	114.9	118.0	119.7	120.9	122.7	123.8
	71	106.9	108.0	109.6	110.7	112.3	115.4	118.6	120.3	121.5	123.3	124.4
6	72	107.4	108.4	110.1	111.2	112.8	115.9	119.1	120.8	122.0	123.8	125.0
	73	107.9	108.9	110.5	111.6	113.3	116.4	119.6	121.4	122.6	124.4	125.6
	74	108.3	109.4	111.0	112.1	113.8	117.0	120.2	121.9	123.2	125.0	126.1
	75	108.8	109.9	111.5	112.6	114.3	117.5	120.7	122.5	123.7	125.5	126.7
	76	109.3	110.4	112.0	113.1	114.8	118.0	121.3	123.0	124.3	126.1	127.3
	77	109.8	110.8	112.5	113.6	115.3	118.5	121.8	123.6	124.8	126.7	127.9
	78	110.3	111.3	113.0	114.1	115.8	119.0	122.3	124.1	125.4	127.2	128.4
	79	110.7	111.8	113.5	114.6	116.3	119.5	122.8	124.7	125.9	127.8	129.0
	80	111.2	112.3	113.9	115.1	116.8	120.0	123.4	125.2	126.4	128.3	129.5
	81	111.7	112.7	114.4	115.6	117.3	120.5	123.9	125.7	127.0	128.9	130.1
	82	112.1	113.2	114.9	116.1	117.8	121.0	124.4	126.2	127.5	129.4	130.6
	83	112.6	113.7	115.4	116.5	118.3	121.6	124.9	126.8	128.0	129.9	131.2

3세(36개월)부터 「WHO Growth Standards」에서 「2017 소아청소년 성장도표」로 변경

남자 3-18세 신장 백분위수

만나이 (세)	만나이 (개월)	신장(cm) 백분위수										
		3rd	5th	10th	15th	25th	50th	75th	85th	90th	95th	97th
7	84	113.1	114.2	115.9	117.0	118.8	122.1	125.4	127.3	128.6	130.5	131.7
	85	113.5	114.6	116.3	117.5	119.2	122.5	126.0	127.8	129.1	131.0	132.3
	86	114.0	115.1	116.8	118.0	119.7	123.0	126.5	128.3	129.6	131.5	132.8
	87	114.4	115.6	117.3	118.4	120.2	123.5	127.0	128.8	130.1	132.1	133.3
	88	114.9	116.0	117.7	118.9	120.7	124.0	127.5	129.4	130.7	132.6	133.9
	89	115.4	116.5	118.2	119.4	121.2	124.5	128.0	129.9	131.2	133.1	134.4
	90	115.8	116.9	118.7	119.9	121.6	125.0	128.5	130.4	131.7	133.6	134.9
	91	116.3	117.4	119.1	120.3	122.1	125.5	129.0	130.9	132.2	134.1	135.4
	92	116.7	117.8	119.6	120.8	122.6	126.0	129.5	131.4	132.7	134.6	135.9
	93	117.1	118.3	120.0	121.2	123.0	126.5	130.0	131.9	133.2	135.1	136.4
	94	117.6	118.7	120.5	121.7	123.5	126.9	130.4	132.4	133.7	135.7	136.9
	95	118.0	119.2	121.0	122.2	124.0	127.4	130.9	132.9	134.2	136.2	137.5
8	96	118.5	119.6	121.4	122.6	124.4	127.9	131.4	133.3	134.7	136.6	137.9
	97	118.9	120.0	121.8	123.1	124.9	128.3	131.9	133.8	135.1	137.1	138.4
	98	119.3	120.5	122.3	123.5	125.3	128.8	132.4	134.3	135.6	137.6	138.9
	99	119.8	120.9	122.7	124.0	125.8	129.3	132.8	134.8	136.1	138.1	139.4
	100	120.2	121.4	123.2	124.4	126.3	129.7	133.3	135.3	136.6	138.6	139.9
	101	120.6	121.8	123.6	124.9	126.7	130.2	133.8	135.8	137.1	139.1	140.4
	102	121.0	122.2	124.0	125.3	127.2	130.7	134.3	136.2	137.6	139.6	140.9
	103	121.5	122.6	124.5	125.7	127.6	131.1	134.7	136.7	138.1	140.1	141.4
	104	121.9	123.1	124.9	126.2	128.0	131.6	135.2	137.2	138.5	140.6	141.9
	105	122.3	123.5	125.4	126.6	128.5	132.1	135.7	137.7	139.0	141.0	142.4
	106	122.7	123.9	125.8	127.1	128.9	132.5	136.2	138.1	139.5	141.5	142.9
	107	123.2	124.4	126.2	127.5	129.4	133.0	136.6	138.6	140.0	142.0	143.4
9	108	123.6	124.8	126.6	127.9	129.8	133.4	137.1	139.1	140.5	142.5	143.9
	109	124.0	125.2	127.1	128.3	130.2	133.9	137.6	139.6	141.0	143.0	144.4
	110	124.4	125.6	127.5	128.8	130.7	134.3	138.0	140.1	141.5	143.6	144.9
	111	124.8	126.0	127.9	129.2	131.1	134.8	138.5	140.6	142.0	144.1	145.4
	112	125.2	126.4	128.3	129.6	131.5	135.2	139.0	141.0	142.4	144.6	146.0
	113	125.6	126.8	128.7	130.0	132.0	135.6	139.4	141.5	142.9	145.1	146.5
	114	126.0	127.2	129.1	130.4	132.4	136.1	139.9	142.0	143.4	145.6	147.0
	115	126.4	127.6	129.5	130.9	132.8	136.6	140.4	142.5	143.9	146.1	147.5
	116	126.8	128.0	130.0	131.3	133.3	137.0	140.9	143.0	144.5	146.6	148.1
	117	127.2	128.4	130.4	131.7	133.7	137.5	141.4	143.5	145.0	147.2	148.6
	118	127.6	128.8	130.8	132.1	134.1	137.9	141.8	144.0	145.5	147.7	149.1
	119	128.0	129.2	131.2	132.5	134.6	138.4	142.3	144.5	146.0	148.2	149.7
10	120	128.4	129.7	131.6	133.0	135.0	138.8	142.8	145.0	146.5	148.7	150.2
	121	128.8	130.1	132.1	133.4	135.4	139.3	143.3	145.5	147.0	149.3	150.8
	122	129.2	130.5	132.5	133.8	135.9	139.8	143.8	146.0	147.5	149.8	151.3
	123	129.6	130.9	132.9	134.3	136.3	140.3	144.3	146.5	148.1	150.4	151.9
	124	130.0	131.3	133.3	134.7	136.8	140.7	144.8	147.1	148.6	150.9	152.4
	125	130.4	131.7	133.7	135.1	137.2	141.2	145.3	147.6	149.1	151.4	153.0
	126	130.8	132.1	134.2	135.6	137.7	141.7	145.8	148.1	149.7	152.0	153.6
	127	131.2	132.5	134.6	136.0	138.2	142.2	146.4	148.7	150.2	152.6	154.1
	128	131.6	132.9	135.0	136.5	138.6	142.7	146.9	149.2	150.8	153.2	154.7
	129	132.0	133.4	135.5	136.9	139.1	143.2	147.4	149.7	151.3	153.7	155.3
	130	132.4	133.8	135.9	137.4	139.5	143.7	147.9	150.3	151.9	154.3	155.9
	131	132.8	134.2	136.3	137.8	140.0	144.2	148.5	150.8	152.4	154.9	156.5

남자 3-18세 신장 백분위수

만나이 (세)	만나이 (개월)	신장(cm) 백분위수										
		3rd	5th	10th	15th	25th	50th	75th	85th	90th	95th	97th
11	132	133.2	134.6	136.8	138.3	140.5	144.7	149.0	151.4	153.0	155.5	157.1
	133	133.6	135.0	137.2	138.7	141.0	145.2	149.6	152.0	153.6	156.1	157.7
	134	134.0	135.5	137.7	139.2	141.5	145.8	150.2	152.6	154.2	156.7	158.3
	135	134.4	135.9	138.1	139.7	141.9	146.3	150.7	153.2	154.8	157.3	159.0
	136	134.8	136.3	138.6	140.1	142.4	146.8	151.3	153.8	155.4	157.9	159.6
	137	135.2	136.7	139.0	140.6	142.9	147.4	151.9	154.3	156.0	158.5	160.2
	138	135.7	137.2	139.5	141.1	143.5	147.9	152.5	155.0	156.7	159.2	160.8
	139	136.1	137.6	140.0	141.6	144.0	148.5	153.1	155.6	157.3	159.8	161.5
	140	136.5	138.1	140.5	142.1	144.5	149.1	153.7	156.2	157.9	160.5	162.1
	141	136.9	138.5	140.9	142.6	145.1	149.7	154.3	156.8	158.6	161.1	162.8
	142	137.4	139.0	141.4	143.1	145.6	150.2	154.9	157.5	159.2	161.8	163.4
	143	137.8	139.4	141.9	143.6	146.1	150.8	155.6	158.1	159.8	162.4	164.1
12	144	138.2	139.9	142.4	144.1	146.7	151.4	156.2	158.7	160.5	163.0	164.7
	145	138.7	140.4	143.0	144.7	147.2	152.0	156.8	159.4	161.1	163.7	165.4
	146	139.2	140.9	143.5	145.2	147.8	152.6	157.4	160.0	161.7	164.3	166.0
	147	139.6	141.3	144.0	145.8	148.4	153.2	158.1	160.6	162.4	165.0	166.6
	148	140.1	141.8	144.5	146.3	149.0	153.8	158.7	161.3	163.0	165.6	167.3
	149	140.6	142.3	145.0	146.8	149.5	154.4	159.3	161.9	163.7	166.2	167.9
	150	141.1	142.9	145.6	147.4	150.1	155.0	159.9	162.5	164.2	166.8	168.5
	151	141.6	143.4	146.1	148.0	150.7	155.6	160.5	163.1	164.8	167.4	169.1
	152	142.1	143.9	146.7	148.6	151.3	156.2	161.1	163.7	165.4	168.0	169.6
	153	142.6	144.4	147.2	149.1	151.9	156.8	161.7	164.3	166.0	168.6	170.2
	154	143.1	145.0	147.8	149.7	152.4	157.4	162.3	164.9	166.6	169.2	170.8
	155	143.6	145.5	148.4	150.3	153.0	158.1	162.9	165.5	167.2	169.8	171.4
13	156	144.2	146.1	148.9	150.8	153.6	158.6	163.5	166.1	167.8	170.3	171.9
	157	144.7	146.6	149.5	151.4	154.2	159.2	164.1	166.6	168.3	170.8	172.4
	158	145.2	147.1	150.0	152.0	154.7	159.8	164.6	167.1	168.8	171.3	172.8
	159	145.8	147.7	150.6	152.5	155.3	160.3	165.2	167.7	169.3	171.8	173.3
	160	146.3	148.2	151.2	153.1	155.9	160.9	165.7	168.2	169.9	172.3	173.8
	161	146.8	148.8	151.7	153.7	156.5	161.5	166.3	168.8	170.4	172.8	174.3
	162	147.4	149.3	152.3	154.2	157.0	162.0	166.7	169.2	170.8	173.2	174.7
	163	147.9	149.9	152.8	154.8	157.6	162.5	167.2	169.6	171.3	173.6	175.1
	164	148.5	150.4	153.4	155.3	158.1	163.0	167.7	170.1	171.7	174.0	175.5
	165	149.0	151.0	153.9	155.9	158.6	163.5	168.2	170.5	172.1	174.4	175.8
	166	149.5	151.5	154.5	156.4	159.2	164.0	168.6	171.0	172.5	174.8	176.2
	167	150.1	152.1	155.0	157.0	159.7	164.5	169.1	171.4	173.0	175.2	176.6
14	168	150.6	152.6	155.5	157.4	160.2	165.0	169.5	171.8	173.3	175.5	176.9
	169	151.2	153.1	156.0	157.9	160.6	165.4	169.8	172.1	173.6	175.8	177.2
	170	151.7	153.6	156.5	158.4	161.1	165.8	170.2	172.5	174.0	176.1	177.5
	171	152.2	154.2	157.0	158.9	161.5	166.2	170.6	172.8	174.3	176.4	177.8
	172	152.8	154.7	157.5	159.4	162.0	166.6	171.0	173.2	174.6	176.7	178.0
	173	153.3	155.2	158.0	159.9	162.5	167.0	171.3	173.5	174.9	177.0	178.3
	174	153.8	155.6	158.4	160.2	162.8	167.4	171.6	173.8	175.2	177.3	178.6
	175	154.2	156.1	158.8	160.6	163.2	167.7	171.9	174.0	175.4	177.5	178.8
	176	154.7	156.5	159.3	161.0	163.6	168.0	172.2	174.3	175.7	177.7	179.0
	177	155.2	157.0	159.7	161.4	163.9	168.3	172.4	174.5	175.9	178.0	179.2
	178	155.6	157.4	160.1	161.8	164.3	168.6	172.7	174.8	176.2	178.2	179.5
	179	156.1	157.9	160.5	162.2	164.6	169.0	173.0	175.1	176.4	178.4	179.7

남자 3-18세 신장 백분위수

만나이 (세)	만나이 (개월)	신장(cm) 백분위수										
		3rd	5th	10th	15th	25th	50th	75th	85th	90th	95th	97th
15	180	156.5	158.2	160.8	162.5	164.9	169.2	173.2	175.3	176.6	178.6	179.9
	181	156.8	158.6	161.1	162.8	165.2	169.4	173.4	175.5	176.8	178.8	180.0
	182	157.2	158.9	161.4	163.1	165.4	169.6	173.6	175.6	177.0	179.0	180.2
	183	157.6	159.2	161.7	163.4	165.7	169.9	173.8	175.8	177.2	179.1	180.4
	184	158.0	159.6	162.0	163.6	166.0	170.1	174.0	176.0	177.4	179.3	180.6
	185	158.3	159.9	162.3	163.9	166.2	170.3	174.2	176.2	177.6	179.5	180.7
	186	158.6	160.2	162.6	164.1	166.4	170.5	174.3	176.4	177.7	179.6	180.9
	187	158.9	160.5	162.8	164.4	166.6	170.6	174.5	176.5	177.8	179.8	181.0
	188	159.2	160.7	163.0	164.6	166.8	170.8	174.6	176.6	178.0	179.9	181.2
	189	159.5	161.0	163.3	164.8	167.0	171.0	174.8	176.8	178.1	180.1	181.3
	190	159.8	161.3	163.5	165.0	167.2	171.1	174.9	176.9	178.3	180.2	181.5
	191	160.1	161.5	163.8	165.2	167.4	171.3	175.1	177.1	178.4	180.3	181.6
16	192	160.3	161.7	163.9	165.4	167.5	171.4	175.2	177.2	178.5	180.5	181.7
	193	160.5	161.9	164.1	165.5	167.7	171.5	175.3	177.3	178.6	180.6	181.8
	194	160.7	162.1	164.3	165.7	167.8	171.6	175.4	177.4	178.7	180.7	182.0
	195	160.9	162.3	164.4	165.9	167.9	171.8	175.5	177.5	178.8	180.8	182.1
	196	161.2	162.5	164.6	166.0	168.1	171.9	175.6	177.6	179.0	180.9	182.2
	197	161.4	162.7	164.8	166.2	168.2	172.0	175.7	177.7	179.1	181.0	182.3
	198	161.5	162.8	164.9	166.3	168.3	172.1	175.8	177.8	179.2	181.1	182.4
	199	161.6	163.0	165.0	166.4	168.4	172.2	175.9	177.9	179.3	181.3	182.5
	200	161.8	163.1	165.1	166.5	168.5	172.3	176.0	178.0	179.4	181.4	182.6
	201	161.9	163.2	165.2	166.6	168.6	172.4	176.1	178.1	179.5	181.5	182.8
	202	162.0	163.3	165.3	166.7	168.7	172.5	176.2	178.2	179.6	181.6	182.9
	203	162.1	163.4	165.5	166.8	168.8	172.6	176.3	178.3	179.7	181.7	183.0
17	204	162.2	163.5	165.5	166.9	168.9	172.6	176.4	178.4	179.7	181.8	183.1
	205	162.3	163.6	165.6	167.0	169.0	172.7	176.5	178.5	179.8	181.9	183.2
	206	162.4	163.7	165.7	167.1	169.1	172.8	176.5	178.6	179.9	182.0	183.3
	207	162.5	163.8	165.8	167.1	169.1	172.9	176.6	178.6	180.0	182.0	183.4
	208	162.6	163.9	165.9	167.2	169.2	173.0	176.7	178.7	180.1	182.1	183.5
	209	162.7	164.0	166.0	167.3	169.3	173.0	176.8	178.8	180.2	182.2	183.6
	210	162.8	164.1	166.1	167.4	169.4	173.1	176.9	178.9	180.3	182.3	183.7
	211	162.9	164.2	166.1	167.5	169.5	173.2	177.0	179.0	180.4	182.4	183.8
	212	163.0	164.3	166.2	167.6	169.6	173.3	177.0	179.1	180.5	182.5	183.9
	213	163.1	164.3	166.3	167.7	169.6	173.4	177.1	179.2	180.6	182.6	184.0
	214	163.2	164.4	166.4	167.7	169.7	173.4	177.2	179.3	180.6	182.7	184.1
	215	163.3	164.5	166.5	167.8	169.8	173.5	177.3	179.3	180.7	182.8	184.2
18	216	163.3	164.6	166.6	167.9	169.9	173.6	177.4	179.4	180.8	182.9	184.3
	217	163.4	164.7	166.7	168.0	170.0	173.7	177.5	179.5	180.9	183.0	184.4
	218	163.5	164.8	166.7	168.1	170.0	173.8	177.5	179.6	181.0	183.1	184.5
	219	163.6	164.9	166.8	168.2	170.1	173.8	177.6	179.7	181.1	183.2	184.6
	220	163.7	165.0	166.9	168.2	170.2	173.9	177.7	179.8	181.2	183.3	184.7
	221	163.8	165.1	167.0	168.3	170.3	174.0	177.8	179.9	181.3	183.4	184.8
	222	163.9	165.1	167.1	168.4	170.4	174.1	177.9	179.9	181.3	183.5	184.8
	223	164.0	165.2	167.2	168.5	170.4	174.2	177.9	180.0	181.4	183.6	184.9
	224	164.1	165.3	167.3	168.6	170.5	174.2	178.0	180.1	181.5	183.7	185.0
	225	164.2	165.4	167.3	168.6	170.6	174.3	178.1	180.2	181.6	183.7	185.1
	226	164.3	165.5	167.4	168.7	170.7	174.4	178.2	180.3	181.7	183.8	185.2
	227	164.4	165.6	167.5	168.8	170.8	174.5	178.3	180.4	181.8	183.9	185.3

여자 3-18세 신장 백분위수

만나이 (세)	만나이 (개월)	신장(cm) 백분위수										
		3rd	5th	10th	15th	25th	50th	75th	85th	90th	95th	97th
3	36*	88.1	89.0	90.4	91.4	92.8	95.4	98.1	99.5	100.5	102.0	103.0
	37	88.7	89.6	90.9	91.9	93.3	95.9	98.6	100.1	101.1	102.6	103.5
	38	89.2	90.1	91.5	92.4	93.8	96.5	99.2	100.6	101.6	103.1	104.1
	39	89.7	90.6	92.0	93.0	94.4	97.0	99.7	101.2	102.2	103.7	104.7
	40	90.2	91.1	92.5	93.5	94.9	97.6	100.3	101.8	102.8	104.3	105.3
	41	90.8	91.7	93.1	94.0	95.4	98.1	100.8	102.3	103.3	104.8	105.8
	42	91.3	92.2	93.6	94.5	96.0	98.6	101.4	102.9	103.9	105.4	106.4
	43	91.8	92.7	94.1	95.1	96.5	99.2	101.9	103.4	104.5	106.0	107.0
	44	92.4	93.3	94.7	95.6	97.0	99.7	102.5	104.0	105.0	106.5	107.6
	45	92.9	93.8	95.2	96.1	97.6	100.3	103.0	104.5	105.6	107.1	108.1
	46	93.4	94.3	95.7	96.7	98.1	100.8	103.6	105.1	106.1	107.7	108.7
	47	93.9	94.8	96.2	97.2	98.6	101.4	104.1	105.7	106.7	108.3	109.3
4	48	94.5	95.4	96.8	97.7	99.2	101.9	104.7	106.2	107.3	108.8	109.8
	49	95.0	95.9	97.3	98.3	99.7	102.4	105.2	106.8	107.9	109.4	110.4
	50	95.5	96.4	97.8	98.8	100.2	103.0	105.8	107.3	108.4	110.0	111.0
	51	96.0	96.9	98.4	99.3	100.8	103.5	106.3	107.9	108.9	110.5	111.6
	52	96.6	97.5	98.9	99.9	101.3	104.1	106.9	108.4	109.5	111.1	112.1
	53	97.1	98.0	99.4	100.4	101.8	104.6	107.4	109.0	110.1	111.6	112.7
	54	97.6	98.5	99.9	100.9	102.4	105.1	108.0	109.5	110.6	112.2	113.3
	55	98.1	99.1	100.5	101.5	102.9	105.7	108.5	110.1	111.2	112.8	113.8
	56	98.7	99.6	101.0	102.0	103.4	106.2	109.1	110.7	111.7	113.3	114.4
	57	99.2	100.1	101.5	102.5	104.0	106.8	109.6	111.2	112.3	113.9	115.0
	58	99.7	100.6	102.1	103.0	104.5	107.3	110.2	111.8	112.8	114.5	115.5
	59	100.2	101.2	102.6	103.6	105.0	107.8	110.7	112.3	113.4	115.0	116.1
5	60	100.7	101.7	103.1	104.1	105.6	108.4	111.3	112.9	114.0	115.6	116.7
	61	101.2	102.2	103.6	104.6	106.1	108.9	111.8	113.4	114.5	116.1	117.2
	62	101.7	102.7	104.1	105.1	106.6	109.4	112.4	114.0	115.1	116.7	117.8
	63	102.2	103.2	104.6	105.6	107.1	110.0	112.9	114.5	115.6	117.3	118.3
	64	102.7	103.7	105.2	106.2	107.7	110.5	113.4	115.0	116.2	117.8	118.9
	65	103.3	104.2	105.7	106.7	108.2	111.0	114.0	115.6	116.7	118.4	119.5
	66	103.7	104.7	106.2	107.2	108.7	111.6	114.5	116.1	117.3	118.9	120.0
	67	104.2	105.2	106.7	107.7	109.2	112.1	115.1	116.7	117.8	119.5	120.6
	68	104.7	105.7	107.2	108.2	109.7	112.6	115.6	117.2	118.4	120.0	121.1
	69	105.2	106.1	107.7	108.7	110.2	113.2	116.1	117.8	118.9	120.6	121.7
	70	105.6	106.6	108.2	109.2	110.7	113.7	116.7	118.3	119.4	121.1	122.2
	71	106.1	107.1	108.6	109.7	111.3	114.2	117.2	118.9	120.0	121.7	122.8
6	72	106.6	107.6	109.1	110.2	111.8	114.7	117.8	119.4	120.5	122.2	123.3
	73	107.1	108.1	109.6	110.7	112.3	115.2	118.3	120.0	121.1	122.8	123.9
	74	107.5	108.5	110.1	111.2	112.8	115.8	118.8	120.5	121.6	123.3	124.5
	75	108.0	109.0	110.6	111.7	113.3	116.3	119.4	121.0	122.2	123.9	125.0
	76	108.5	109.5	111.1	112.2	113.8	116.8	119.9	121.6	122.7	124.5	125.6
	77	108.9	110.0	111.6	112.6	114.3	117.3	120.4	122.1	123.3	125.0	126.1
	78	109.4	110.4	112.0	113.1	114.8	117.8	121.0	122.7	123.8	125.6	126.7
	79	109.9	110.9	112.5	113.6	115.2	118.3	121.5	123.2	124.4	126.1	127.3
	80	110.3	111.4	113.0	114.1	115.7	118.8	122.0	123.7	124.9	126.7	127.9
	81	110.8	111.8	113.4	114.6	116.2	119.3	122.5	124.3	125.5	127.3	128.4
	82	111.2	112.3	113.9	115.0	116.7	119.8	123.1	124.8	126.0	127.8	129.0
	83	111.7	112.8	114.4	115.5	117.2	120.3	123.6	125.3	126.6	128.4	129.6

3세(36개월)부터 「WHO Growth Standards」에서 「2017 소아청소년 성장도표」로 변경

여자 3-18세 신장 백분위수

만나이 (세)	만나이 (개월)	신장(cm) 백분위수										
		3rd	5th	10th	15th	25th	50th	75th	85th	90th	95th	97th
7	84	112.2	113.2	114.8	116.0	117.6	120.8	124.1	125.9	127.1	128.9	130.2
	85	112.6	113.7	115.3	116.4	118.1	121.3	124.6	126.4	127.6	129.5	130.7
	86	113.1	114.1	115.8	116.9	118.6	121.8	125.1	126.9	128.2	130.1	131.3
	87	113.5	114.6	116.2	117.4	119.0	122.3	125.6	127.5	128.7	130.6	131.9
	88	114.0	115.0	116.7	117.8	119.5	122.8	126.1	128.0	129.3	131.2	132.5
	89	114.4	115.5	117.1	118.3	120.0	123.3	126.7	128.5	129.8	131.8	133.0
	90	114.8	115.9	117.6	118.7	120.5	123.8	127.2	129.1	130.4	132.3	133.6
	91	115.3	116.4	118.0	119.2	120.9	124.2	127.7	129.6	130.9	132.9	134.2
	92	115.7	116.8	118.5	119.6	121.4	124.7	128.2	130.1	131.4	133.4	134.8
	93	116.2	117.2	118.9	120.1	121.8	125.2	128.7	130.6	132.0	134.0	135.3
	94	116.6	117.7	119.4	120.6	122.3	125.7	129.2	131.2	132.5	134.6	135.9
	95	117.0	118.1	119.8	121.0	122.8	126.2	129.7	131.7	133.1	135.1	136.5
8	96	117.5	118.6	120.3	121.5	123.2	126.7	130.2	132.2	133.6	135.7	137.1
	97	117.9	119.0	120.7	121.9	123.7	127.2	130.8	132.8	134.1	136.2	137.6
	98	118.4	119.5	121.2	122.4	124.2	127.6	131.3	133.3	134.7	136.8	138.2
	99	118.8	119.9	121.7	122.9	124.7	128.1	131.8	133.8	135.2	137.4	138.8
	100	119.3	120.4	122.1	123.3	125.1	128.6	132.3	134.4	135.8	137.9	139.4
	101	119.7	120.8	122.6	123.8	125.6	129.1	132.8	134.9	136.3	138.5	139.9
	102	120.1	121.3	123.0	124.2	126.1	129.6	133.3	135.4	136.9	139.1	140.5
	103	120.6	121.7	123.5	124.7	126.5	130.1	133.9	136.0	137.4	139.6	141.1
	104	121.0	122.2	123.9	125.2	127.0	130.6	134.4	136.5	138.0	140.2	141.7
	105	121.5	122.6	124.4	125.6	127.5	131.1	134.9	137.1	138.5	140.8	142.3
	106	121.9	123.1	124.9	126.1	128.0	131.6	135.5	137.6	139.1	141.4	142.9
	107	122.4	123.5	125.3	126.6	128.5	132.1	136.0	138.2	139.7	141.9	143.5
9	108	122.8	124.0	125.8	127.1	129.0	132.6	136.5	138.7	140.2	142.5	144.1
	109	123.3	124.4	126.3	127.5	129.5	133.2	137.1	139.3	140.8	143.1	144.7
	110	123.7	124.9	126.7	128.0	129.9	133.7	137.6	139.8	141.4	143.7	145.2
	111	124.1	125.3	127.2	128.5	130.4	134.2	138.2	140.4	141.9	144.3	145.8
	112	124.6	125.8	127.7	129.0	130.9	134.7	138.7	141.0	142.5	144.9	146.4
	113	125.0	126.2	128.1	129.5	131.4	135.3	139.3	141.5	143.1	145.5	147.0
	114	125.5	126.7	128.6	130.0	132.0	135.8	139.9	142.1	143.7	146.1	147.6
	115	125.9	127.2	129.1	130.5	132.5	136.4	140.4	142.7	144.3	146.6	148.2
	116	126.4	127.6	129.6	131.0	133.0	136.9	141.0	143.3	144.9	147.2	148.8
	117	126.8	128.1	130.1	131.5	133.5	137.5	141.6	143.9	145.4	147.8	149.4
	118	127.3	128.6	130.6	132.0	134.0	138.0	142.2	144.4	146.0	148.4	150.0
	119	127.7	129.0	131.1	132.5	134.5	138.6	142.7	145.0	146.6	149.0	150.6
10	120	128.2	129.5	131.6	133.0	135.1	139.1	143.3	145.6	147.2	149.6	151.2
	121	128.6	130.0	132.1	133.5	135.6	139.7	143.9	146.2	147.8	150.2	151.7
	122	129.1	130.4	132.6	134.0	136.1	140.2	144.5	146.8	148.4	150.7	152.3
	123	129.5	130.9	133.0	134.5	136.7	140.8	145.0	147.3	148.9	151.3	152.9
	124	130.0	131.4	133.5	135.0	137.2	141.4	145.6	147.9	149.5	151.9	153.4
	125	130.5	131.9	134.0	135.5	137.7	141.9	146.2	148.5	150.1	152.5	154.0
	126	130.9	132.3	134.6	136.0	138.3	142.5	146.7	149.1	150.6	153.0	154.5
	127	131.4	132.8	135.1	136.6	138.8	143.0	147.3	149.6	151.2	153.5	155.1
	128	131.9	133.3	135.6	137.1	139.3	143.6	147.8	150.2	151.7	154.1	155.6
	129	132.3	133.8	136.1	137.6	139.9	144.1	148.4	150.7	152.3	154.6	156.1
	130	132.8	134.3	136.6	138.1	140.4	144.7	149.0	151.3	152.8	155.1	156.6
	131	133.3	134.8	137.1	138.6	140.9	145.2	149.5	151.8	153.4	155.7	157.2

여자 3-18세 신장 백분위수

만나이 (세)	만나이 (개월)	신장(cm) 백분위수										
		3rd	5th	10th	15th	25th	50th	75th	85th	90th	95th	97th
11	132	133.8	135.3	137.6	139.2	141.5	145.8	150.0	152.3	153.9	156.1	157.6
	133	134.2	135.8	138.1	139.7	142.0	146.3	150.5	152.8	154.3	156.6	158.1
	134	134.7	136.3	138.6	140.2	142.5	146.8	151.1	153.3	154.8	157.1	158.5
	135	135.2	136.8	139.1	140.7	143.1	147.3	151.6	153.8	155.3	157.6	159.0
	136	135.7	137.3	139.6	141.2	143.6	147.9	152.1	154.3	155.8	158.0	159.5
	137	136.2	137.8	140.2	141.8	144.1	148.4	152.6	154.8	156.3	158.5	159.9
	138	136.7	138.2	140.6	142.3	144.6	148.9	153.1	155.3	156.7	158.9	160.3
	139	137.1	138.7	141.1	142.7	145.1	149.4	153.5	155.7	157.2	159.3	160.7
	140	137.6	139.2	141.6	143.2	145.6	149.8	154.0	156.1	157.6	159.7	161.1
	141	138.1	139.7	142.1	143.7	146.1	150.3	154.4	156.6	158.0	160.1	161.5
	142	138.6	140.2	142.6	144.2	146.5	150.8	154.9	157.0	158.4	160.5	161.9
	143	139.1	140.7	143.1	144.7	147.0	151.3	155.3	157.4	158.9	160.9	162.3
12	144	139.5	141.1	143.5	145.1	147.5	151.7	155.7	157.8	159.2	161.3	162.6
	145	140.0	141.6	144.0	145.6	147.9	152.1	156.1	158.2	159.6	161.6	162.9
	146	140.5	142.1	144.4	146.0	148.3	152.5	156.5	158.5	159.9	162.0	163.3
	147	140.9	142.5	144.9	146.5	148.8	152.9	156.8	158.9	160.3	162.3	163.6
	148	141.4	143.0	145.3	146.9	149.2	153.3	157.2	159.3	160.6	162.6	163.9
	149	141.9	143.4	145.8	147.3	149.6	153.7	157.6	159.6	161.0	163.0	164.2
	150	142.3	143.8	146.2	147.7	150.0	154.0	157.9	159.9	161.3	163.2	164.5
	151	142.7	144.2	146.6	148.1	150.3	154.3	158.2	160.2	161.6	163.5	164.8
	152	143.1	144.6	146.9	148.5	150.7	154.7	158.5	160.5	161.8	163.8	165.0
	153	143.5	145.0	147.3	148.8	151.0	155.0	158.8	160.8	162.1	164.1	165.3
	154	143.9	145.4	147.7	149.2	151.4	155.3	159.1	161.1	162.4	164.3	165.6
	155	144.3	145.8	148.1	149.6	151.8	155.7	159.4	161.4	162.7	164.6	165.8
13	156	144.7	146.2	148.4	149.9	152.0	155.9	159.7	161.6	162.9	164.8	166.0
	157	145.0	146.5	148.7	150.2	152.3	156.2	159.9	161.8	163.1	165.0	166.2
	158	145.3	146.8	149.0	150.5	152.6	156.4	160.1	162.1	163.3	165.2	166.4
	159	145.7	147.1	149.3	150.7	152.8	156.7	160.3	162.3	163.6	165.4	166.7
	160	146.0	147.4	149.6	151.0	153.1	156.9	160.6	162.5	163.8	165.7	166.9
	161	146.3	147.7	149.9	151.3	153.4	157.2	160.8	162.7	164.0	165.9	167.1
	162	146.5	148.0	150.1	151.5	153.6	157.3	161.0	162.9	164.2	166.0	167.2
	163	146.8	148.2	150.3	151.7	153.8	157.5	161.1	163.0	164.3	166.2	167.4
	164	147.0	148.4	150.5	151.9	154.0	157.7	161.3	163.2	164.5	166.3	167.5
	165	147.2	148.6	150.7	152.1	154.1	157.8	161.5	163.4	164.6	166.5	167.7
	166	147.5	148.8	150.9	152.3	154.3	158.0	161.6	163.5	164.8	166.6	167.8
	167	147.7	149.1	151.1	152.5	154.5	158.2	161.8	163.7	164.9	166.8	168.0
14	168	147.9	149.2	151.3	152.6	154.6	158.3	161.9	163.8	165.0	166.9	168.1
	169	148.0	149.4	151.4	152.8	154.8	158.4	162.0	163.9	165.2	167.0	168.2
	170	148.2	149.5	151.5	152.9	154.9	158.6	162.1	164.0	165.3	167.1	168.3
	171	148.3	149.6	151.7	153.1	155.0	158.7	162.2	164.1	165.4	167.2	168.4
	172	148.4	149.8	151.8	153.2	155.2	158.8	162.4	164.2	165.5	167.3	168.5
	173	148.6	149.9	152.0	153.3	155.3	158.9	162.5	164.3	165.6	167.4	168.6
	174	148.7	150.0	152.1	153.4	155.4	159.0	162.6	164.4	165.7	167.5	168.7
	175	148.8	150.1	152.2	153.5	155.5	159.1	162.6	164.5	165.8	167.6	168.8
	176	148.9	150.2	152.3	153.6	155.6	159.2	162.7	164.6	165.8	167.7	168.9
	177	149.0	150.3	152.4	153.7	155.7	159.3	162.8	164.7	165.9	167.8	168.9
	178	149.1	150.5	152.5	153.8	155.8	159.4	162.9	164.7	166.0	167.8	169.0
	179	149.2	150.6	152.6	153.9	155.8	159.4	163.0	164.8	166.1	167.9	169.1

여자 3-18세 신장 백분위수

만나이 (세)	만나이 (개월)	신장(cm) 백분위수										
		3rd	5th	10th	15th	25th	50th	75th	85th	90th	95th	97th
15	180	149.3	150.6	152.6	154.0	155.9	159.5	163.0	164.9	166.1	168.0	169.2
	181	149.4	150.7	152.7	154.0	156.0	159.5	163.1	164.9	166.2	168.0	169.2
	182	149.5	150.8	152.8	154.1	156.0	159.6	163.1	165.0	166.3	168.1	169.3
	183	149.6	150.9	152.8	154.2	156.1	159.7	163.2	165.1	166.3	168.2	169.4
	184	149.7	151.0	152.9	154.2	156.2	159.7	163.2	165.1	166.4	168.2	169.4
	185	149.8	151.0	153.0	154.3	156.2	159.8	163.3	165.2	166.4	168.3	169.5
	186	149.9	151.1	153.1	154.4	156.3	159.8	163.3	165.2	166.5	168.3	169.6
	187	149.9	151.2	153.1	154.4	156.3	159.9	163.4	165.2	166.5	168.4	169.6
	188	150.0	151.3	153.2	154.5	156.4	159.9	163.4	165.3	166.6	168.4	169.7
	189	150.1	151.3	153.2	154.5	156.4	159.9	163.4	165.3	166.6	168.5	169.7
	190	150.2	151.4	153.3	154.6	156.5	160.0	163.5	165.4	166.6	168.5	169.8
	191	150.2	151.5	153.3	154.6	156.5	160.0	163.5	165.4	166.7	168.6	169.8
16	192	150.3	151.5	153.4	154.7	156.5	160.0	163.5	165.4	166.7	168.6	169.8
	193	150.4	151.6	153.4	154.7	156.6	160.0	163.6	165.4	166.7	168.6	169.9
	194	150.4	151.6	153.5	154.7	156.6	160.1	163.6	165.5	166.7	168.6	169.9
	195	150.5	151.7	153.5	154.8	156.6	160.1	163.6	165.5	166.8	168.7	169.9
	196	150.6	151.7	153.6	154.8	156.6	160.1	163.6	165.5	166.8	168.7	169.9
	197	150.6	151.8	153.6	154.8	156.7	160.1	163.6	165.5	166.8	168.7	170.0
	198	150.7	151.8	153.7	154.9	156.7	160.1	163.6	165.5	166.8	168.7	170.0
	199	150.7	151.9	153.7	154.9	156.7	160.2	163.6	165.5	166.8	168.7	170.0
	200	150.8	152.0	153.7	154.9	156.8	160.2	163.6	165.5	166.8	168.8	170.0
	201	150.9	152.0	153.8	155.0	156.8	160.2	163.7	165.5	166.8	168.8	170.0
	202	150.9	152.1	153.8	155.0	156.8	160.2	163.7	165.6	166.9	168.8	170.1
	203	151.0	152.1	153.9	155.1	156.8	160.2	163.7	165.6	166.9	168.8	170.1
17	204	151.0	152.2	153.9	155.1	156.9	160.2	163.7	165.6	166.9	168.8	170.1
	205	151.1	152.2	154.0	155.1	156.9	160.3	163.7	165.6	166.9	168.9	170.1
	206	151.1	152.3	154.0	155.2	157.0	160.3	163.8	165.7	167.0	168.9	170.2
	207	151.2	152.3	154.0	155.2	157.0	160.4	163.8	165.7	167.0	168.9	170.2
	208	151.3	152.4	154.1	155.3	157.0	160.4	163.8	165.7	167.0	169.0	170.2
	209	151.3	152.4	154.1	155.3	157.1	160.4	163.9	165.7	167.0	169.0	170.3
	210	151.4	152.5	154.2	155.4	157.1	160.5	163.9	165.8	167.1	169.0	170.3
	211	151.4	152.5	154.2	155.4	157.1	160.5	163.9	165.8	167.1	169.0	170.3
	212	151.4	152.5	154.3	155.4	157.2	160.5	163.9	165.8	167.1	169.1	170.3
	213	151.5	152.6	154.3	155.5	157.2	160.5	164.0	165.9	167.1	169.1	170.4
	214	151.5	152.6	154.3	155.5	157.3	160.6	164.0	165.9	167.2	169.1	170.4
	215	151.6	152.7	154.4	155.5	157.3	160.6	164.0	165.9	167.2	169.1	170.4
18	216	151.6	152.7	154.4	155.6	157.3	160.6	164.1	165.9	167.2	169.2	170.4
	217	151.7	152.8	154.5	155.6	157.4	160.7	164.1	166.0	167.3	169.2	170.5
	218	151.7	152.8	154.5	155.7	157.4	160.7	164.1	166.0	167.3	169.2	170.5
	219	151.8	152.9	154.5	155.7	157.4	160.8	164.2	166.0	167.3	169.3	170.5
	220	151.8	152.9	154.6	155.7	157.5	160.8	164.2	166.1	167.3	169.3	170.6
	221	151.9	152.9	154.6	155.8	157.5	160.8	164.2	166.1	167.4	169.3	170.6
	222	151.9	153.0	154.7	155.8	157.6	160.9	164.3	166.1	167.4	169.3	170.6
	223	152.0	153.0	154.7	155.9	157.6	160.9	164.3	166.2	167.4	169.4	170.6
	224	152.0	153.1	154.8	155.9	157.6	160.9	164.3	166.2	167.5	169.4	170.7
	225	152.1	153.1	154.8	156.0	157.7	161.0	164.4	166.2	167.5	169.4	170.7
	226	152.1	153.2	154.9	156.0	157.7	161.0	164.4	166.3	167.5	169.5	170.7
	227	152.2	153.2	154.9	156.1	157.8	161.1	164.4	166.3	167.6	169.5	170.8

성장 혁명

호르몬 주사 없이 키 크는 과학적 방법

초판 1쇄 발행 · 2025년 2월 28일

지은이 · 이선용

펴낸이 · 김동하

펴낸곳 · 책들의정원

출판신고 · 2015년 1월 14일 제2016-000120호

주소 · (10881) 경기도 파주시 산남로 5-86

문의 · (070) 7853-8600

팩스 · (02) 6020-8601

이메일 · books-garden1@naver.com

ISBN · 979-11-6416-240-6 (03510)